Andreas Roterring

Fehlerkultur in der professionellen Pflege

Implikationen für die Ausbildung

disserta Verlag

Roterring, Andreas: Fehlerkultur in der professionellen Pflege. Implikationen für die Ausbildung, Hamburg, disserta Verlag, 2015

Buch-ISBN: 978-3-95425-998-4
PDF-eBook-ISBN: 978-3-95425-999-1
Druck/Herstellung: disserta Verlag, Hamburg, 2015

Bibliografische Information der Deutschen Nationalbibliothek:
Die Deutsche Nationalbibliothek verzeichnet diese Publikation in der Deutschen Nationalbibliografie; detaillierte bibliografische Daten sind im Internet über http://dnb.d-nb.de abrufbar.

© disserta Verlag, Imprint der Diplomica Verlag GmbH
Hermannstal 119k, 22119 Hamburg
http://www.disserta-verlag.de, Hamburg 2015
Printed in Germany

Inhaltsverzeichnis

Abbildungsverzeichnis

Abkürzungsverzeichnis

APS	Aktionsbündnis Patientensicherheit
Ausbildungsrichtlinie NRW	Richtlinie für die Ausbildung in der Gesundheits- und Krankenpflege sowie in der Gesundheits- und Kinderkrankenpflege
ÄZQ	Ärztliches Zentrum für Qualität in der Medizin
BMG	Bundesministerium für Gesundheit
DBfK	Deutsche Berufsverband für Pflegeberufe
ICN	International Council of Nurses
KQM-RL	Qualitätsmanagement-Richtlinie Krankenhäuser
m. M. n.	meiner Meinung nach
RPD	Recognition Primed Decision [Modell]
Sachverständigenrat	Sachverständigenrat zur Begutachtung der Entwicklung im Gesundheitswesen
UE	unerwünschtes Ereignis
WHO	World Health Organization

Um die Lesbarkeit zu vereinfachen, wird auf die zusätzliche Formulierung der weiblichen Form verzichtet. Deshalb wird darauf hingewiesen, dass die ausschließliche Verwendung der männlichen Form explizit als geschlechtsunabhängig verstanden werden soll. Darüber hinaus wird der Begriff Patient stellvertretend für weitere Begriffsbezeichnungen wie Klient oder auch Bewohner ausgewählt, weil er im Allgemeinen in der Pflege- und Gesundheitsliteratur verwendet wird. *Patient* steht in diesem Fall für ein Individuum als Empfänger von Pflege.

1 Einleitung

1.1 Zur Problematik von Fehlern in der pflegerischen Arbeit anhand ausgewählter Beispiele

„Wenn es zwei oder mehr Möglichkeiten gibt, etwas zu tun, und wenn eine dieser Möglichkeiten zu einer Katastrophe führt, dann wird sich irgendjemand für genau diese Möglichkeit entscheiden" Edward A. Murphy zitiert in Mitarbeitermotivation treffend verpackt (2013, S. 47)

Das zum Einstieg in das Thema verwendete Zitat ist eine von zahlreichen Abwandlungen von Murphys Gesetz „If anything can go wrong, it will" (Bloch, 2003, S. 1). Auch wenn Murphys Gesetz auf den ersten Blick lediglich wie eine geistreiche Witzelei anmuten lässt, so enthüllt dieser zynistische Spruch einige für diese Arbeit interessante Aspekte. Zum einen wird die Fehlbarkeit des Menschen ähnlich dem vielzitierten aber nichtsdestoweniger treffenden Spruch „irren ist menschlich" hervorgehoben. Zum anderen impliziert die Bezeichnung *Gesetz* außerdem den Widerstand gegenüber Veränderungen und die universelle Gültigkeit der Aussage (Conway, 1982, S. 328). Vor allem die weitverbreitete Version, „wenn etwas schiefgehen kann, dann wird es auch schiefgehen", hebt diese resignierte Haltung, dass Fehler nicht zu verhindern sind, hervor. Richtig ist in jedem Fall, dass nicht alle Fehler zu verhindern sind, weil wir Menschen nun mal nicht perfekt sind. An eindrucksvollen Beispielen mangelt es nicht, denn in allen Bereichen kommt es zu Fehlern, die z.T. verheerende Auswirkungen hatten. Der Untergang der Titanic, die ironischerweise als unsinkbar galt aufgrund ihrer zur damaligen Zeit technisch hochentwickelten Bauweise, dient als eines der prominentesten Exempel. Nicht minder dramatisch und bekannt sind aber auch die katastrophalen Reaktorunfälle in Tschernobyl (1986) und unlängst in Fukushima (2011), das Challenger-Unglück (1986) oder etwa der Contergan-Skandal (1961). Die Beispiele verdeutlichen sowohl die gravierenden Auswirkungen und Folgen für Betroffene als auch die Tatsache, dass Hochrisikobereiche trotz größter Sicherheitsmaßnahmen nicht absolute Sicherheit garantieren können.

Die Luftfahrt ist ein Sicherheitsbereich, in dem Fehler die Sicherheit der gesamten Besatzung und aller Passagiere gefährden und in dem sich zeigte, dass trotz technischer

Verbesserungen durch die Umstellung auf zuverlässigere Turbinentriebwerke in den 70er Jahren, die Anzahl der Unfälle sich weniger als erwartet reduzieren ließ (Hagen, 2013, S. 9). Da Flugzeugabstürze aber aufgrund der fatalen Folgen im besonderen Fokus der Öffentlichkeit und Medien sind und die Luftfahrt zunehmend in der Kritik stand, musste eine Ursachenerforschung gestartet und Konzepte zur Erhöhung der Sicherheit eingerichtet werden. Verschiedene Richtlinien zum Umgang mit Risiken und Fehlern wurden auf organisatorischer und strategischer Ebene umgesetzt und haben auch für andere Bereiche Vorbildcharakter. Inzwischen konnte die Sicherheit in der Luftfahrt so weit verbessert werden, dass das Flugzeug heute als das sicherste Verkehrsmittel der Welt gilt, wie Daten des statistischen Bundesamtes darlegen (Vorndran, 2010, S. 1085-1088). Das Beispiel verdeutlicht somit, dass eine aktive Auseinandersetzung mit Fehlern signifikante Verbesserungen bewirken kann.

Anders als in der Luftfahrt wurde in Deutschland, aber auch international lange Zeit über die Existenz von Fehlern bei der Behandlung von Patienten, sowohl in der Öffentlichkeit als auch Intern, geschwiegen (Löber, 2012, S. 1). Der Spiegel veröffentlichte zwar bereits 1977 einen kritischen Artikel: „Ärztliche Kunstfehler: Pfuschen und Vertuschen" (Hofer, 2013, S. 38), aber dennoch rückte das Thema nicht nachhaltig genug in das Bewusstsein der Bevölkerung und der betroffenen Mitarbeiter im Gesundheitswesen. In Folge dessen blieb eine wissenschaftliche und praxisorientierte Auseinandersetzung mit den Fehlerursachen und Rahmenbedingungen zunächst aus. (Imhof, 2010, S. 150-151). Natürlich sind aber Ärzte und Pflegende nicht unfehlbar, auch wenn jeder Patient sich dies natürlich wünscht: Er begibt sich in die Hände von Ärzten, Pflegekräften und Therapeuten und möchte sich auf zuverlässige Hilfe verlassen, wenn es um die eigene Gesundheit geht. Neben augenscheinlichen Fehlern wie einer Operation der falschen Seite (das falsche Bein o.Ä.), geschehen zahlreiche Fehler, die vom Patienten, aber zum Teil auch von Experten, nicht bemerkt und verhindert werden. Durch vermehrte Publikationen zum Thema Behandlungsfehler ist die Öffentlichkeit für die Thematik mittlerweile zunehmend sensibilisiert worden (Wiedensohler, 2007, S. 263-264). Die Veröffentlichung des Krankenhausreports 2014 des AOK Bundeverbandes hat das Thema Patientensicherheit als Schwerpunkt gewählt und nennt dort „eine Zahl von 18800 vermeidbaren Todesfällen pro Jahr im Krankenhaus" (Geraedts, 2014b, S. 1). Die Zahlen beruhen dabei auf einem Gutachten des Sachverständigenrates (2007, S. 245), welches davon ausgeht, dass etwa einer von 1.000 Patienten an einem Fehler verstirbt. In der Tabelle 1 sind einige dieser Daten, wie sie auch bei der Pressekonferenz zum Krankenhausreport 2014 vom AOK Bundesverband vorgestellt wurden, übernommen.

Tabelle 1: Geschätzter Anteil und Anzahl der Fälle mit patientensicherheitsrelevanten Ereignissen (PSRE) in Krankenhäusern Deutschlands (Bezugsjahr 2011) (Geraedts, 2014a, S. 7)

PSRE-Art	Anteil %	Anzahl* mit PSRE	Anzahl* ohne PSRE
Unerwünschte Ereignisse (UE)	5-10 %	0,9-1,8 Millionen	17-17,9 Millionen
Vermeidbare UE	2-4 %	360.000-720.000	18,08-18,44 Mill.
Behandlungsfehler	1 %	188.000	18,78 Millionen
Tödliche Fehler	0,1 %	18.800	18,798 Millionen

* geschätzte Häufigkeit bezogen auf 18,8 Millionen Behandlungsfälle 2011

Unter einem unerwünschten Ereignis (UE) wird ein möglicherweise schädigendes Ereignis im Rahmen der Behandlung verstanden, das bedeutet die Therapie führt nicht zum gewünschten Erfolg. Da nicht immer Fehler, sondern teilweise mangelnde Mitarbeit des Patienten oder auch das Fortschreiten der Erkrankung für einen ausbleibenden Erfolg verantwortlich sind (Valentin, 2011, S. 16), werden zusätzlich vermeidbare UEs aufgeführt. Wird eine Person für dieses vermeidbare UE verantwortlich gemacht, weil sie nicht die erforderliche Sorgfaltspflicht erfüllt hat, wird dies als Behandlungsfehler bezeichnet. Die letzte Kategorie spricht für sich und bezieht sich auf Behandlungsfehler mit tödlicher Folge. Für eine differenziertere Darstellung der gängigen Definitionen verweise ich auf Kapitel 2.3. Deutlich wird bei den vorgestellten Zahlen, dass selbst zunächst niedrig erscheinende Fehlerraten, aufgrund der großen Anzahl von Behandlungsfällen (ca. 18,8 Millionen), schwerwiegende Folgen verursachen. Die veröffentlichten Zahlen wurden von der Presse dankend aufgegriffen und sind bei gängigen Magazinen wie dem Spiegel unter dem Titel: „AOK-Krankenhausreport: Mehr Tote durch Behandlungsfehler als im Straßenverkehr" (Le Ker, 2014) oder beim Fokus unter: „AOK schlägt Alarm. Jährlich 18.800 Tote durch Behandlungsfehler" (2014) öffentlichkeitswirksam verbreitet worden. Die Zahlen selbst werden unter anderem von der Bundesärztekammer (BÄK) und der Deutschen Krankenhaus Gesellschaft (DKG) hinterfragt, da sie auf internationalen Studien beruhen und darüber hinaus bereits Jahre zurückliegen (Gieseke, 2014; Quiske, Mages, & Vohburger, 2014). Eine genaue Zahl lässt sich indessen auch nicht erheben. Die Dunkelziffer der Grundgesamtheit an Behandlungsfehlern und die Zahl der Möglichkeiten für Fehler kann unabhängig von Umfang und Studiendesign, nicht bestimmt werden (Rall, 2009, S. 323; Valentin, 2013, S. 38). Dies liegt beispielsweise daran, dass diverse Fehler auch nicht retrospektiv als solche erkannt werden und dementsprechend in der Studie schlicht nicht auftauchen. Ein Wert, der konkret erfasst werden kann, ist die Anzahl der festgestellten Behandlungsfehler durch Schiedsgerichte etc., wobei die tatsächlichen Werte aufgrund der unklaren Dunkelziffer deutlich höher ausfallen dürfen (siehe Kap. 3).

In der Fachpresse ist die Bedeutung des Themas vor allem durch die Veröffentlichung des Institute of Medicine „To Err Is Human: Building a Safer Health System" (2000) erkannt worden. Erstmalig hat man hier aufgrund von umfangreichen und zuverlässigen Studien Schätzungen zu den tödlichen Folgen von medizinischen Fehlern veröffentlicht. Selbst die niedrigere Schätzung von 44.000 Todesfällen pro Jahr in den USA bedeutet, dass der medizinische Fehler die acht-häufigste Todesursache darstellt und somit nicht länger ignoriert werden durfte. Hochreutener und Conen fassen es treffend zusammen: „Einem modernen Gesundheitssystem sind Risiken immanent, allerdings wurden diese lange unterschätzt bzw. die Risikoentwicklung lief unerkannt ab. Wir lernen heute, dass die Gesundheitsversorgung gerade auch dank ihrer Leistungsfähigkeit eine Risikobranche geworden ist" (2005, S. 22). Im Ländervergleich stellt sich heraus, dass die Reaktionen unterschiedlich schnell bzw. in unterschiedlichem Ausmaß auf die Ergebnisse ausfielen (Bergemann, Schmidt, & Frewer, 2013, S. 373-378; Löber, 2011, S. 222; Safety, 2005, S. 18-24, 38-48).

> „Zwar kann die Zahl der wissenschaftlichen Publikationen in den vergangen Jahren keinen Zweifel an der Aktualität des Themas lassen, dennoch findet die Häufigkeit und Vielfalt dieser Arbeiten offensichtlich keinen ausreichenden Niederschlag in der Fachpresse für Praktiker, Mediziner und Pflegende. Die fortdauernde Aktualität des Themas legt im Gegenteil nahe, dass Fortschritte in den Bemühungen zur Verbesserung der Patientensicherheit in den Systemen der Gesundheitsversorgung nur zögernd und zäh errungen werden" (Rosentreter, 2013, S. 230).

Rosentreter verweist dabei auf einige Curricula unterschiedlicher Gremien, beispielsweise vom Aktionsbündnis Patientensicherheit, die bisher kaum in den Ausbildungs- und Studiengängen berücksichtigt werden (2013, S. 230). In Deutschland besteht also noch Handlungsbedarf oder um es positiv zu formulieren, es gibt noch Verbesserungspotenzial das es zu nutzen gilt (Koppenberg & Moecke, 2011, S. 16). „Nötig sind ein mentaler Aufbruch und die gemeinsame Anstrengung aller Beteiligten..." (Lichtmannegger, 2003, S. 213).

1.2 Persönliche Motivation sowie Aufbau und Zielsetzung der Arbeit

Im Laufe meiner Ausbildung zum Gesundheits- und Krankenpfleger, sowie bei meiner anschließenden mehrjährigen Tätigkeit auf einer Intensivstation, bin ich mit Fehlern im Rahmen der pflegerischen Behandlung konfrontiert worden. Insbesondere im Bereich der Intensivmedizin und –pflege können Fehler schwerwiegende Folgen verursachen. Trotz bewussten Bemühungen, fehlerfrei zu arbeiten, um Patienten nicht zu gefährden, konnten nicht alle Fehler verhindert werden. Dadurch entwickelte sich bei mir ein gezieltes Interesse, mehr über die Fehlerproblematik an sich zu erfahren, um insbesondere besser nachvollziehen zu können, warum und wodurch Fehler entstehen. Während meines Studiums zum Pflegepädagogen habe ich mich näher mit dem Thema auseinandergesetzt und die Hintergründe von Fehlern untersucht. Aufgrund meiner Tätigkeit als Lehrer in der pflegerischen Ausbildung hat sich mein Interesse dahingehend erweitert, dass ich Möglichkeiten kennenlernen wollte, um dieses Themengebiet Auszubildenden zu vermitteln. Vor allem die Förderung der Fehlerkultur ist mir ein besonderes Anliegen, weil ich selbst erfahren habe, wie belastend, auch für den Verursacher, Fehler sein können. Darüber hinaus ist insbesondere der Umgang anderer Mitarbeiter wichtig, um den Fehler und dessen Folgen zu bewältigen. Das Ansprechen von Fehlern - vor allem auf konstruktive Art und Weise – gilt es zu etablieren und darüber hinaus Unterstützung für den Verursacher und den Patienten zu bieten.

Die Zielsetzung dieses Buches ist daher darauf ausgerichtet, die Problematik rund um das Thema Fehler- bzw. Risikomanagement näher darzustellen und speziell die Fehlerkultur in der professionellen Pflege zu thematisieren. Dazu wird zunächst im zweiten Kapitel dargestellt welches Fehlerverständnis hier verwendet wird und welche Fehlerursachen einerseits grundsätzlich und andererseits speziell in der professionellen Pflege vorliegen. Das dritte Kapitel stellt die vielfältigen Folgen von Pflegefehlern vor, nachdem die zentralen Aufgabenbereiche von Pflegenden herausgestellt und Fehlerhäufigkeiten, anhand von generellen menschlichen Fehlerraten und statistischen Ergebnissen, vorgestellt wurden. Darauf folgt im vierten Kapitel eine Bestimmung des Fehlerkulturbegriffs auf dessen Grundlage vorgestellt wird, welche grundsätzlichen Formen die Fehlerkultur annehmen kann und welche Dimensionen es zu beachten gilt. Außerdem beinhaltet dieses Kapitel eine Übersicht unterschiedlicher Methoden, die im Risikomanagement Anwendung finden, und erläutert darüber hinaus, wie die Fehlerkultur in der professionellen Pflege eingeschätzt wird. Anschließend werden die Erkenntnisse der vorangegangenen Kapitel aufgegriffen und münden in einer Darstellung von Möglichkeiten zur Förderung der Fehlerkultur im Rahmen der Ausbildung. Für den Ausbildungsort Schule werden inhaltliche Themengebiete, Möglichkeiten zur Implementierung dieser Inhalte ins Curriculum sowie einige Methoden als Anregungen und Orientierungshilfen vorgestellt. Für die Praxis werden Hinweise gegeben, welche Einflussmöglichkeiten vor allem Praxisanleiter sowie die Teammitglieder haben, um Auszubildende im Lernprozess bezüglich der Patientensicherheit zu unterstützen Dazu werden beispielhaft einige Methoden angesprochen. Den Abschluss bildet ein Fazit, welches die zentralen Erkenntnisse der Untersuchung vorstellt, Anregungen für weitere Studien aufzeigt und die folgenden Forschungsfragen beantwortet.

1.3 Forschungsfragen

Ausgangspunkt und Zielsetzung dieses Buches ist es, eine grundsätzliche Darstellung des Phänomens *Pflegefehler* vorzunehmen und konkrete Bezüge und Auswirkungen auf die professionelle Pflege zu erläutern. Abschließend werden aus der pädagogischen Perspektive heraus Vorschläge für die Gestaltung und Förderung der Fehlerkultur in der Ausbildung vorgestellt. Aus diesen Zielsetzungen lassen sich die folgenden Forschungsfragen ableiten.

1) Was ist unter Fehlern allgemein und speziell in der Pflege zu verstehen und welche Ursachen liegen menschlichen Fehlern zu Grunde?

2) Wie häufig ist mit Fehlern in der professionellen Pflege zu rechnen und welche Auswirkungen haben sie?

3) Welche Fehlerkultur ist bei professionellen Pflegekräften verbreitet und welcher Handlungsbedarf lässt sich daraus ableiten?

14

4) Welche Aspekte gilt es in der Ausbildung von Gesundheits- und Krankenpflegern/Gesundheits- und Kinderkrankenpflegern zu beachten, um eine konstruktive Fehlerkultur zu fördern und die Patientensicherheit zu erhöhen?

2 Fehlerdefinitionen und -ursachen für das Gesundheitswesen

„Der Drang eines Flusses zum Meer ist nicht so kraftvoll wie der des Menschen zum Fehler" Voltaire zitiert in Mitarbeitermotivation – treffend verpackt (2013, S. 49).

Voltaires Zitat verdeutlicht anschaulich, dass Fehler zu machen zur Natur des Menschen gehört. Löber bezeichnet unser nicht perfektes Urteils-, Planungs- und Entscheidungsvermögen auch als „latentes Phänomen des menschlichen Wesens" (2012, S. 9). Jede Handlung birgt ein Risiko, dass das Ergebnis nicht so ausfällt wie wir es uns vorgenommen, geplant oder erhofft haben. Dies zeigt sich unter anderem an den zahlreichen Sprichwörtern und an der Vielzahl von Begriffen, die im alltäglichen Sprachgebrauch mit Fehlern in einen Zusammenhang gesetzt werden können. Aufgrund der Vieldeutigkeit und Vielschichtigkeit des Themas ist eine nähere Anpassung an den Untersuchungsgegenstand vonnöten. Eine erste grobe Orientierung bietet Weimer (zitiert nach Weingardt, 2004, S. 44) an und unterscheidet zunächst Fehler die man *hat,* wie etwa Schönheits- oder Charakterfehler, von Fehlern die man *macht.* Die erste Eingrenzung soll an dieser Stelle vorgenommen werden, indem lediglich Fehler, die mit einer *Handlung* in Verbindung stehen, Gegenstand dieser Arbeit sind. Mit Blick auf den Untersuchungsgegenstand dieser Arbeit, lässt sich die Betrachtungsperspektive darüber hinaus noch präzisieren, indem der Fokus auf Fehler in der Arbeitswelt gelegt wird.

Dem Handlungsbegriff wird besonders in der Soziologie große Aufmerksamkeit geschenkt unter anderem beim bekannten Vertreter Max Weber, der ein erstes Grundgerüst bietet, um sich der Fehlerdefinition anzunähern. Einige Grundzüge sollen daher hier genannt werden. „Von Handlungen zu sprechen heißt, bestimmte Ziele in einer konsistenten Weise mit dem Einsatz der dafür als geeignet geltenden Mittel zu realisieren" (Balog, 2012, S. 13). Welche Handlung von einer Person durchgeführt wird, ist also einerseits von der Intentionalität abhängig. Andererseits verdeutlicht Balog aber auch, dass „Ziele und Mittel nicht starr miteinander verbunden sind, sondern durch das Wissen und die Glaubensannahmen der Person hergestellt wird" Balog (2012, S. 14). Die handelnde Person wählt dementsprechend eine Handlungsoption aus, die sie selbst – und nicht Außenstehende – für geeignet hält, wobei auch die Unterlassung eine Form von Handlung darstellt. Daraus ergibt sich eine subjektive Komponente bei der Auswahl von Handlungsoptionen, die nicht immer mit objektiv angelegten Kriterien übereinstimmen muss. Aus rechtstheoretischer Sicht hat sich Moser (2007, S. 99) unter anderem mit der Relativität des Fehlerbegriffes auseinandergesetzt und diese durch Beispiele auch auf andere Disziplinen übertragen. Zum einen spricht er den subjektiven Faktor des Betrachters an und widmet sich darüber hinaus zum anderen dem Zeitkontext. Beide Komponenten können dazu führen, dass ein Verhalten oder auch eine Aussage einmal als richtig oder aber als falsch eingestuft wird. Rall beschreibt dies folgendermaßen: „Der im Nachhinein offensichtliche Fehler ist in der akuten Situation meist eine für die handelnde Person sehr vernünftig erscheinende Handlungsoption" (2009, S. 324-325). Unter diesen Prämissen möchte ich nun im Weiteren eine Annäherung an den Fehlerbegriff vornehmen und anschließend unterschiedliche Definitionen vorstellen und miteinander vergleichen.

2.1 Fehlerforschung aus unterschiedlichen Perspektiven

Die Ausführungen zum Verständnis *was* ein Fehler ist, bilden eine wichtige Grundlage für dieses Buch und verdeutlichen, dass Definitionen - abhängig von der Perspektive und den daraus resultierenden Schwerpunkten - unterschiedlich ausfallen. Auf den ersten Blick scheint der Fehlerbegriff leicht bestimmt werden zu können, da jeder Mensch eine eigene Vorstellung davon hat was ein Fehler ist und eigene Erfahrungen vorweisen kann (Weingardt, 2004, S. 21). Bei der Betrachtung eines Rechtschreib- oder Rechenfehlers ist der Sachverhalt relativ eindeutig, weil es sich dabei um normierte Handlungsabläufe handelt. Bleiben wir etwa bei dem Beispiel der Rechtschreibung, so führt eine Veränderung bisher bestehender Rechtschreibregeln bzw. –normen dazu, dass eine zuvor richtige Schreibweise eines Wortes nun ein Fehler ist (sofern nicht die ursprüngliche Schreibweise als ebenfalls richtig deklariert bleibt). Dies verdeutlicht bereits erste Schwierigkeiten bei der Bestimmung des Fehlerbegriffes. Verstärkt wird dieses Problem dadurch, dass Situationen, in denen es zu Fehlhandlungen kommt, in den seltensten Fällen eindimensional sind, sondern meist in einen komplexen Handlungskontext eingebunden und unter anderem von verschiedenen Wert- und Erwartungshaltungen geprägt sind (Weingardt, 2004, S. 22). Unter diesen Umständen ist eine dichotome Unterteilung in richtig und falsch, die ein Fehlverhalten ausmachen, nicht mehr eindeutig zu leisten. Aus aktuellem Anlass der Fussballweltmeisterschaft kann man beispielsweise die Meinungen von verschiedenen Beobachtern desselben Fussballspieles einholen und vergleichen. Die Beurteilung etwa des Trainers könnte ergeben, dass einige Beobachter einen Fehler darin sehen, dass ein bestimmter Spieler ausgewechselt wurde. Andere können genau dies aber als richtige und gute Entscheidung gewertet haben. Auch die zeitliche Komponente wird hier sehr deutlich, weil retrospektiv die Folgen der Entscheidung bekannt sind und eine Beurteilung stark beeinflussen.

Somit wird deutlich, dass Fehler nicht ausschließlich objektive Urteile sind, sondern subjektiv vom Betrachter gebildet werden, abhängig davon, welche Kriterien dieser anwendet, wie diese gewichtet werden etc. Darüber hinaus hält Weingardt fest, dass der Fehler „*als ein meist unerwartetes und unbeabsichtigtes Handlungselement oder – ergebnis...methodisch schwierig zu beobachten und kontextuell kaum isolierbar*" (2004, S. 23) ist. Die Beobachtung wird entweder durch die große Komplexität erschwert oder durch experimentelle Bedingungen soweit reduziert, dass sie die Realität nicht mehr gut wiedergibt. Ein ursächlicher Zusammenhang zur Fehlerentstehung bleibt daher z. T. spekulativ, da auch andere Einflussgrößen den Fehler verursacht haben könnten. Ein Grund warum dem Thema Fehler in unterschiedlichen Bereichen lange Zeit zu wenig Aufmerksamkeit geschenkt wurde, dürfte also darin liegen, dass unterschiedliche Schwierigkeiten bei der Erforschung vorhanden sind (Weingardt, 2004, S. 20-24). Einen weiteren Grund hat Weimer bereits 1926 darin gesehen, dass die Wissenschaft sich „am negativen Wesen der Fehler stößt" (S. 2, zitiert nach Weingardt, 2004, S. 53). Das bedeutet, Fehler werden weniger untersucht, weil sie vielfach mit unangenehmen Gefühlen verbunden sind. Darüber hinaus verdeutlichen die Ausführungen zur *Handlung* (siehe Balog, 2012), dass zahlreiche Einflussfaktoren (u. a. Intentionen, Wissen und Glaubensannahmen der Person) auf die Auswahl von Handlungsoptionen einwirken. Dadurch wird der Versuch, allgemeine Aussagen über die Fehlerverarbeitung und –entstehung zu machen, deutlich erschwert.

Um differenziert Aussagen formulieren zu können ist aufgrund der Vielschichtigkeit daher eine interdisziplinäre Betrachtung des Untersuchungsgegenstandes obligatorisch. Den Beginn für eine systematische Fehlerforschung, oder zumindest einen wichtigen Meilenstein, sieht Weingardt in einer interdisziplinären Expertenrunde, die nach einer Beinahe-Katastrophe im Kernkraftwerk Three Miles Island bei Harrisburg 1980 durchgeführt wurde (S. 25-27). Inzwischen sind Fehler zum Untersuchungsgegenstand zahlreicher Disziplinen geworden, wie etwa in verschiedenen Lern- und Kognitionstheorien und weiteren Teilgebieten der Psychologie, wie etwa der Tiefenpsychologie oder auch der Arbeits- und Organisationspsychologie, in der Sprachwissenschaft sowie in den Ingenieurswissenschaften beispielsweise in Form von Messfehlern, Fehlertoleranzen etc. (Löber, 2012, S. 9-13; Weingardt, 2004, S. 28-30). Diese Liste ist lediglich ein kleiner beispielhafter Ausschnitt und erhebt daher keinerlei Anspruch auf Vollständigkeit. Sie verdeutlicht aber, dass zahlreiche Perspektiven auf das Thema Fehler möglich sind, die auch mit divergierenden Definitionen und Theoriebezügen einhergehen und Probleme bei der Vergleichbarkeit der Forschungsgegenstände und –ergebnisse verursachen (Weingardt, 2004, S. 30). Um diese Voraussetzungen zu klären, werden im Folgenden einige der in diesen Disziplinen genutzten Definitionen aufgegriffen und miteinander verglichen.

2.2 Herleitung der Fehlerdefinition

An die vorangegangenen Ausführungen anschließend, ist dieser Abschnitt konkret der Frage gewidmet „*Was* ist ein Fehler?". Dazu werden Positionen und Ansätze aus unterschiedlichen Disziplinen betrachtet und anschließend eine transdisziplinäre Definition vorgestellt.

Im Sprachgebrauch bestehen einige Begriffe, die an den Fehler angrenzen und z. T. Überschneidungen damit aufweisen. Bei *Fälschungen* und *Täuschungen* liegt im Gegensatz zum Fehler ein Vorsatz vor. Aus rechtlicher (siehe Kap. 3.3.1), als auch moralischer (siehe Kap. 3.3.2) Sicht, sind diese deutlich anders zu bewerten. Allerdings weisen Löber (2012, S. 16) und Weingardt (2004, S. 204) darauf hin, dass die *Unabsichtlichkeit* auf Selbstaussagen beruht und daher nicht zweifelsfrei nachzuweisen ist. Als nicht zu überprüfendes Kriterium ist es daher nicht geeignet. Ein weiterer, häufig mit dem Fehler gleichgesetzter Ausdruck ist der *Irrtum*. Bayer (2005, S. 64) und Hofinger (2009, S. 605) differenzieren jedoch beide Begriffe voneinander. Irrtümer gehen ihnen zufolge auf mangelndes Wissen zurück, wohingegen Fehler wider besseres Wissen gemacht werden. Auch wenn diese Unterscheidung bezogen auf anschließend einzuleitende Maßnahmen hilfreich sein könnte, wird diese Unterscheidung hier nicht übernommen. Einerseits mangelt es an einer nötigen Trennschärfe und überdies hinaus begünstigt die Unterscheidung indirekt eine individuumzentrierte Fehlerzuschreibung, d. h. Fehlerverursacher werden für ihr *Versagen* verantwortlich gemacht (Glück, 1999, S. 171-172). Inhaltlich werden daher beide Aspekte berücksichtigt, allerdings ohne eine definitorische Abgrenzung vorzunehmen. Zusätzlich zu den angrenzenden Begriffen wird häufig, unter anderem auch beim Psychologen Reason (1994), eine zusätzlich Fehlerdifferenzierung vorgenommen. Dazu werden meist die englischen Ausdrücke *lapses* (Schnitzer) und *slips* (Patzer) übernommen, weil sie nur bedingt ins Deutsche übersetzt werden können (Hofinger, 2012, S. 50). Ähnlich wie bei den Irrtümern und Fehlern besteht allerdings bei der Unterscheidung auch hier eine Unschärfe, die durch Übersetzungen und Anwendung im Deutschen verstärkt wird und daher nicht unumstritten ist (Weingardt, 2004, S. 157, 161). Da beide Grundformen des Fehlerverhaltens in berücksichtigt werden, wird zur ersten Orientierung Reasons Definition zum Oberbegriff *Fehlverhalten* statt zum *Fehler* aufgegriffen:

> *„Fehlverhalten wird als Oberbegriff verwendet, der all die Ereignisse umfasst, bei denen eine geplante Abfolge geistiger oder körperlicher Tätigkeiten nicht zu dem beabsichtigten Resultat führt, sofern diese Mißerfolge nicht fremdem Einwirken zugeschrieben werden"* (Reason, 1994, S. 28)

Diese Definition verdeutlicht, dass Fehler sowohl durch geistige als auch körperliche Tätigkeiten entstehen, also auf der Planungs- oder Ausführungsebene stattfinden. Außerdem wird von geplanter Abfolge gesprochen, d. h. der Handlung liegt eine **Intention** zu Grunde. Automatismen, die etwa bei einem Bewusstlosen aufgrund einer Epilepsie gezeigt werden, sind dementsprechend nicht als Fehler zu werten. Dieses Element findet sich auch in zahlreichen anderen Definitionen und wird als essentielle Komponente berücksichtigt. Verwiesen sei hier auch auf die Ausführungen von Balog (2012) zu Beginn des Kapitels, der ebenfalls die Intentionalität als Merkmal identifizierte. Zwei Aspekte bleiben in Reasons Definition aber undeutlich. Zum einen bezieht er das Fehlverhalten darauf, dass die Tätigkeit *nicht zu dem beabsichtigten Resultat führt*. Allerdings ist ein Fehler nicht alleine auf die Nichterreichung eines Resultates begrenzt, da das Endergebnis nur eine Beurteilungskomponente ist und bspw. ein unangemessener Einsatz von Mitteln ebenfalls als Fehler eingestuft werden kann. Ein Verbandswechsel etwa, bei dem unnötig viele Materialien verschwendet werden ist ebenfalls als fehlerhaft einzustufen. Zum anderen geht aus der Beschreibung nicht klar hervor, was zum *fremdem Einwirken* gezählt wird, so dass die Definition unpräzise bleibt. Im Folgenden werden daher noch einige weitere Aussagen aus unterschiedlichen Disziplinen aufgegriffen, die sinnvolle ergänzende Elemente für eine angemessene interdisziplinäre Definition liefern können.

In der Rechtswissenschaft ist ein Verhalten, das geltendes Recht verletzt – von der vorgegebenen Rechtsnorm abweicht – rechtlich fehlerhaft und führt in der Regel zu Sanktionen gegen den Täter (Moser, 2007, S. 102). Diese spezifische Definition beruht also zwingend darauf, dass es klare Vorgaben gibt, was der Norm entspricht und welche Handlungen rechtlich fehlerhaft sind. In der Erziehungswissenschaft wurde ebenfalls der Fehler lange Zeit als eine Abweichung von einer Norm verstanden, die das Bezugssystem darstellt um *Richtig* und *Falsch* zu unterscheiden (Oser, Hascher, & Spychiger, 1999, S. 11; Rollett, 1999, S. 72). Das Problem bei der Verwendung des Normbegriffes besteht darin, dass in einer pluralistischen und von großer Dynamik geprägten Gesellschaft, diese Norm nicht eindeutig festgelegt ist und somit für einen darauf aufbauenden Fehlerbegriff nicht mehr zeitgemäß und angemessen ist (Weingardt, 2004, S. 218). Vom Grundsatz bleibt aber die Tatsache bestehen, dass es sich beim Fehler um eine Abweichung (vom *Richtigen)* handelt, wie bereits Weimer festhält (1925 S. 5, zitiert in Hofer, 2013, S. 34). Allerdings geht aus dieser Definition nicht hervor, wie beides bestimmt und voneinander unterschieden wird, es bleibt also zu klären, was als Bezugsgröße verwendet werden kann.

Nachdem lange Zeit Fehler in der Deutschen Industrie Norm ebenfalls als Abweichung von einer Norm angesehen wurden, wird mittlerweile ein Fehler als „ein Merkmalswert, der die vorgegebenen Forderungen nicht erfüllt (DIN 55350)" (Weingardt, 2004, S. 170) definiert. Fehler werden demnach stärker auf **spezifische Anforderungen** bezogen, die zum Beispiel ein Kunde erwartet. Diese angepasste Definition entspricht somit besser den aktuell vorherrschenden gesellschaftlichen Rahmenbedingungen. Ein weiterer Aspekt, der juristisch von Bedeutung ist, bezieht sich darauf, ob eine Handlung **freiwillig** durchgeführt wurde. Reason (1994, S. 26) hat diese Komponente zwar angesprochen, aber in der beschriebenen Definition ist sie nicht integriert worden. Wird diese Komponente hinzugefügt, bedeutet dies, dass eine unter Zwang durchgeführte Handlung nicht als Fehler zu werten ist.

„In der *Sicherheits- und Unfallforschung* ist Fehler der Gegenbegriff zu Zuverlässigkeit" (Weingardt, 2004, S. 197). So geartete Definitionen umgehen eine direkte Definition *was* ein Fehler ist und bieten meist keine neuen Anhaltspunkte für eine angemessene Beschreibung des Begriffes. Zapf, Frese und Brodbeck (zitiert in Weingardt, 2004, S. 219) erweitern dennoch das Verständnis des Fehlers durch die Aussage, dass Fehler potentiell vermeidbar sein müssen. Zur bereits angesprochenen Freiwilligkeit ist dementsprechend zu ergänzen, dass es **Alternativen** zum Verhalten geben muss, damit dieses als Fehler eingestuft werden kann.

Als letzte Ergänzung für eine Zieldefinition wird auf Vorstellungen der Organisations- und Unternehmensberatung zurückgegriffen, bei denen der Fehlerbegriff weniger an Individuen als vielmehr an „suprapersonale Mensch-Technik-Organisations-Komplexe" (Weingardt, 2004, S. 227) gebunden ist. Die sonst vielfach anzutreffende Verbindung von Individuum und Fehler und die daraus resultierende Vernachlässigung der Umwelt (Frey, 2007, S. 52), die mit Blick auf die Handlungskomponente nachvollziehbar ist, wird somit erweitert um eine Systemkomponente. Das bedeutet, dass nicht alleine der Verursacher des Fehlers für diesen verantwortlich ist, sondern auch **Kontextfaktoren** berücksichtigt werden müssen, wie Zeitmangel, Arbeitsorganisation oder auch andere Beteiligte.

Eine Definition, die die aufgeführten unterschiedlichen Elemente am treffendsten zusammenfasst, bietet meiner Meinung nach Weingardt (2004, S. 234) mit der Rahmendefinition:

> „Als Fehler bezeichnet ein Subjekt angesichts einer Alternative jene Variante, die von ihm - bezogen auf einen damit korrelierenden Kontext und ein spezifisches Interesse – als so ungünstig beurteilt wird, dass es unerwünscht erscheint."

Auffällig ist, dass die Definition sehr allgemein formuliert und weniger prägnant erscheint. Dafür ermöglicht sie aber eine Anwendung in unterschiedlichen Disziplinen und berücksichtigt die zuvor gesammelten Elemente *Alternativen* (sowie *Freiwilligkeit*), *Kontextfaktoren* im Sinne einer systemischen Sichtweise, *spezifische Anforderungen* sowie die *Intention* (hier *Interesse*). Außerdem ist die Subjektivität bei der Fehlerbeurteilung, die in Kapitel 2 und 2.1 erläutert wurde, ebenfalls in der Definition integriert. Ausgehend von dieser grundsätzlichen Fehlerdefinition werden nun einige spezifische Begriffe aus der Fehlerforschung, die bei der Betrachtung von Fehlern bei Pflegekräften bzw. generell im Gesundheitswesen Anwendung finden, erläutert.

2.3 Begriffe der Fehlerforschung im Gesundheitswesen

Übergeordnet gehört die Fehlerforschung im Gesundheitswesen zum Themengebiet der Patientensicherheit, wobei es sich um einen jungen Wissenschaftsbereich handelt, in dem weitestgehend einheitliche Begriffsdefinitionen fehlen. Wie bei dem allgemeinen Fehlerbegriff gilt auch hier, dass Übersetzungen zusätzliche Begriffsunschärfen oder Fehlübersetzungen verursachen können (ÄZQ, 2013). Im Folgenden werden daher auch die angloamerikanischen Begriffe aufgeführt, da auf die Begriffsbestimmungen der WHO zurückgegriffen wird.

In der Alltagssprache werden Fehler im Bereich des Gesundheitswesens als sogenannte Behandlungsfehler, teilweise auch als Kunstfehler oder medizinische Fehler bezeichnet. Verbunden wird der Begriff mit einer Verletzung der Sorgfalt, d. h. eine Maßnahme wurde nicht so durchgeführt oder geplant, wie es erforderlich ist (siehe Kap. 3.3.1) (Güldner et al., 2011, S. 354; Heusinger & Schenkel-Häger, 2007b, S. 339-340). In Anlehnung an Reason (1994) definiert Panknin den Behandlungsfehler als „Medizinische Maßnahme, die entweder falsch geplant (Planungsfehler) oder nicht so, wie sie geplant bzw. angeordnet wurde, durchgeführt wurde (Ausführungsfehler)" (2010, S. 34).

Im Risikomanagement wird überwiegend der Begriff des unerwünschten Ereignisses verwendet, der mit den englischen Bezeichnungen *harmful incident* oder *adverse event* gleichzusetzen ist und von der WHO definiert wird als „incident which resulted in harm to a patient" (2009, S. 23). *Harm* wird näher spezifiziert als "impairment of structure or function of the body and/or any deleterious effect arising there from" (WHO, 2009, S. 23). Der Begriff berücksichtigt zwar Krankheiten, Verletzungen etc. aber ist dennoch zu eng gefasst, weil emotionale und soziale Auswirkungen unberücksichtigt bleiben, die im Rahmen des Behandlungsprozesses beeinflusst werden. Außerdem wird lediglich der direkte Schaden einkalkuliert, eine Verzögerung des Genesungsprozesses stellt aber eine bedeutende Folge dar, die ebenfalls eingeschlossen werden sollte. Im Deutschen wird das unerwünschte Ereignis abweichend definiert und steht für ein Ereignis im Rahmen der Behandlung, das möglicherweise, aber nicht zwangsläufig zu einem konsekutiven Schaden führt (Koppenberg & Moecke, 2011, S. 16; Rosentreter, 2013, S. 246; Valentin, 2011, S. 234). Hier bestehen daher Unstimmigkeiten, weil die WHO separat von einem *no harm incident* spricht, wenn ein Fehler beim Patienten keinen feststellbaren Schaden verursacht. Da die explizite Unterscheidung in harmful incident und no harm incident weniger geläufig ist, wird darauf in dieser Arbeit verzichtet und der weiter verbreitete Begriff des *adverse event* respektive *unerwünschtes Ereignis* verwendet. Inhaltlich umfasst dieser die beiden zuvor genannten Begriffe. Außerdem möchte ich noch explizit hervorheben, dass ein unerwünschtes Ereignis nicht gleichzusetzen ist mit einem Fehler, wie Panknins Definition vermuten lässt. „Ein ausbleibender Behandlungserfolg oder gar eine Verschlechterung des Zustandes eines Patienten sind nicht automatisch Beweis für einen Behandlungsfehler" (Imhof, 2010, S. 21). Der Grund für den Patientenschaden kann beispielsweise in unerwünschten Nebenwirkungen des Medikamentes oder auch in der fortschreitenden Erkrankung des Patienten liegen (Imhof, 2010, S. 21-22; Wachter, 2010, S. 3).

Darüber hinaus gibt es außerdem noch Fehler, die während des Prozesses vorkommen, aber letztlich den Patienten nicht erreichen. Dies wird mit dem Begriff *near miss* umschrieben und teilweise als Beinahe-Fehler übersetzt. Dieser Begriff ist aber nicht eindeutig, weil es auch bedeuten kann, dass man keinen Fehler gemacht hat, sondern nur *beinahe*. Das Ärztliche Zentrum für Qualität in der Medizin hat diese Fehlübersetzung korrigiert in Beinahe-Schaden und entspricht nun der Klassifikation der WHO (ÄZQ, 2013). Ausgehend von einer subjektiven Herangehensweise beschreiben Kiesewetter, Kiessling und Fischer es als „Bedrohung für das Wohlergehen des Patienten..." (2013, S. 215). Ergänzen lassen sich die beschriebenen Ereignisse um den Zusatz der Vermeidbarkeit, dabei wird also unterschieden, ob ein Ereignis unter Berücksichtigung der Begleitumstände und Rahmenbedingungen hätte verhindert werden können (*preventable*) oder nicht (WHO, 2009, S. 23). Allerdings gilt es dabei zu beachten, dass diese Einschätzung auf den heutigen Kenntnissen beruht, das bedeutet durch neue Erkenntnisse und Methoden müssen einige Einschätzungen revidiert werden (Wachter, 2010, S. 3). Zudem wird diese Unterscheidung nicht in allen Studien und Artikeln vorgenommen oder unerwünschte Ereignisse werden teils automatisch als vermeidbar eingestuft.

Ein weiteres Merkmal, das dem juristischen Bereich entnommen ist, besteht darin zu beurteilen, ob es sich um ein fahrlässiges unerwünschtes Ereignis handelt. Die Verantwortung für ein Ereignis wird dadurch näher bestimmt, wobei die Systemfaktoren berücksichtigt werden müssen, wie bereits aus der Fehlerdefinition dieser Arbeit hervorgeht. Eine Vertiefung dieses Themas wird in Kapitel 3.3 vorgenommen. In der Literatur findet sich teilweise auch die Bezeichnung kritisches Ereignis, da dieses jedoch von der WHO (2009) nicht aufgegriffen wird und zudem nicht zur Übersichtlichkeit beiträgt, wird der Begriff in dieser Arbeit nicht verwendet. Eine anschauliche Übersicht der zentralen, sowohl deutschen als auch englischen Begriffe zum Thema Patientensicherheit, die auch die groben Relationen verdeutlicht, bietet Wachter (2010)

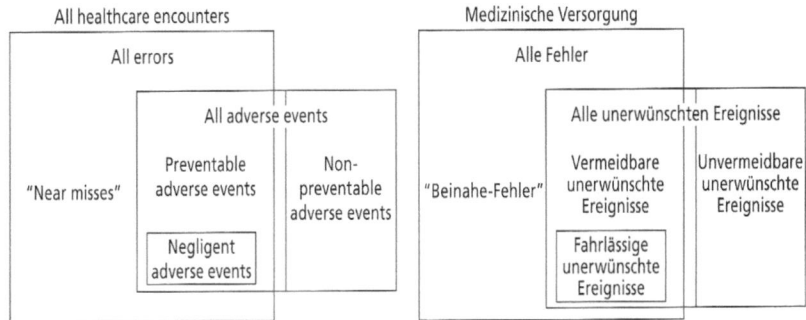

Abbildung 1: Venn-Diagramm der zentralen Begriffe zur Patientensicherheit (Wachter, 2010, S. 3)

Wie zuvor erläutert sollte der Begriff *Beinahe-Fehler* besser durch *Beinahe-Schaden* ersetzt werden. Ansonsten bietet die Darstellung eine gute erste Orientierung bei der Vielfalt an Begriffen und verdeutlicht mit der Anordnung, dass unvermeidbare UEs keine Fehler im Sinne der hier verwendeten Arbeitsdefinition sind (siehe Kap. 2.2).

Nachdem nun die wesentlichen Begrifflichkeiten geklärt werden konnten, möchte ich anhand eines Beispiels exemplarisch die Komplexität des Fehlerbegriffes herausstellen und somit die Schwierigkeiten zur Fehlerbestimmung veranschaulichen. Dafür bietet sich der Bereich des Arzneimittelfehlers an, der auch an anderen Stellen als Beispiel aufgegriffen wird. Zu diesem Thema wurden zahlreiche Einzelstudien durchgeführt, die betrachtet werden können. Eine entsprechende Metastudie hat sich mit den dort verwendeten Definitionen befasst und diese näher analysiert (Yu, Nation, & Dooley, 2005). Dabei sind 119 Definitionen zum Thema Sicherheit der Arzneimitteltherapie gefunden worden, die diverse Unterschiede aufweisen und die Autoren kommen daher zu folgendem Schluss: „The multiplicity of terms, definitions and, most importantly, functional meanings demonstrates the urgent need for agreement on standardisation of nomenclature describing medication related occurrences" (Yu et al., 2005, S. 358). Besonders interessant ist, dass selbst die WHO und die europäische Arzneimittelagentur (EMA) den Begriff der unerwünschten Arzneimittelwirkung (UAW) unterschiedlich verstehen, wobei die WHO dort „eine Fehlerbeteiligung ausschließt, die EMA-Definition aber seit 2012 jede Anwendung, auch die fehlerhafte, eines Arzneimittels beinhaltet" (Pfistermeister & Maas, 2013, S. 93). Dies verdeutlicht die Problematik sich widersprechender Definitionen, die bei Analysen und Vergleichen berücksichtigt werden muss.

Hinzu kommt außerdem noch die Schwierigkeit zu bestimmen, wann ein Fehler ein Fehler ist. Die Betrachtung des Medikationsfehlers lässt unterschiedliche Definitionen zu, unter anderem: Die Missachtung von Kontraindikationen wird allgemein als Medikationsfehler gewertet. Es gibt aber Situationen, in denen die Gabe eines Medikamentes alternativlos ist. Ein weiteres Beispiel ist, dass von einem Hersteller Kontraindikationen genannt werden, bei einem anderen nicht. Auch die Beurteilung von Medikamentenapplikationen ohne wissenschaftlichen Wirksamkeitsnachweis ist diskutabel. Dahingehend ist auch das Befolgen von Leitlinien und Standards zu hinterfragen, wenn diese selbst nur aufgrund niedriger Evidenz erstellt wurden. Zudem kann die externe Evidenz sich auch deutlich von den eigenen möglicherweise langjährigen Erfahrungen unterscheiden, in diesem Fall stellt sich die Frage ob die externe Evidenz fehlerhaft oder ggf. nicht für den eigenen Kontext angemessen ist. Eine weitere Fehlerstufe wäre aus ärztlicher Sicht bspw. die Verschreibung eines suboptimalen Medikamentes, das aber formal zugelassen ist (Pfistermeister & Maas, 2013, S. 94). Als ähnlich geartetes pflegerisches Beispiel, kann die verspätete Gabe eines Medikamentes genannt werden. Dabei ist wiederum zu beachten, um welches Medikament es sich handelt und welche (potentiellen) Folgen die verspätete Gabe hat bzw. haben kann. Außerdem bleibt unklar, wie der Toleranzbereich festgelegt wird und ab wann ein Medikament fehlerhaft verabreicht wurde. Diese Ausführungen ließen sich noch weiter fortführen, verdeutlichen aber bereits anschaulich die Relativität des Fehlerbegriffes und zeigen, dass es bei der Bewertung nicht nur Schwarz und Weiß gibt, sondern einige Graustufen, die im Einzelfall beurteilt werden müssen. Der Kontext und intrinsische Faktoren spielen bei der Beurteilung eine Rolle und im nächsten Kapitelabschnitt werden diese näher vorgestellt.

2.4   Mechanismen der Entscheidungsfindung

Gemäß der zuvor dargestellten Fehlerdefinition spricht man dann von einem Fehler, wenn eine Person sich für eine Handlung entschieden hat, obwohl zumindest eine bessere Alternative zur Wahl stand. Aus Sicht der Fehlerforschung bzw. des Risikomanagements ist es daher von großem Interesse, die Mechanismen der Entscheidungsfindung zu verstehen. Beispielhaft stelle ich daher zwei unterschiedliche Entscheidungsmodelle vor, die erklären, wie Menschen Entscheidungen treffen, um im Anschluss daran vorzustellen, welche Gründe dazu führen, dass falsche Entscheidungen getroffen werden.

„Entscheidungen werden unter Berücksichtigung äußerer und individueller Umstände getroffen. Grundsätzlich wird eine Entscheidung durch eine Abwägung zwischen Nutzen und Schaden, Vorteil und Risiko sowie Aufwand und Ertrag getroffen. In all diesen Faktoren finden sich Einflüsse durch äußere Bedingungen, eigene Fähigkeiten und lebenserfahrungsbedingte emotionale Einschätzungen und Bewertungen..." (Rose, 2014, S. 28).

Diese Beschreibung von Rose verdeutlicht, dass eine Vielzahl von internen und externen Bedingungen die Entscheidungsfindung beeinflusst. Aus diesem Grund sind zahlreiche Entscheidungsmodelle entwickelt worden, die versuchen diese Faktoren zu berücksichtigen. Entscheidungsmodelle sind stets eine vereinfachte Darstellung der Wirklichkeit und bilden nur wenige Eigenschaften der Realität ab. Daher führen sie nicht automatisch zu einer Lösung, sondern dienen zunächst der Entscheidungsvorbereitung. Im nächsten Schritt kann unter Berücksichtigung vorher vernachlässigter Faktoren überprüft werden, ob die gewählte Alternative umzusetzen ist und ggf. noch revidiert werden muss (Laux, Gillenkirch, & Schenk-Mathes, 2012, S. 53).

Ich möchte nun zunächst ein normatives Modell vorstellen, wobei ich mich aus ökonomischen Gründen auf ein Modell beschränke, um exemplarisch den Nutzen der normativen Herangehensweise zu verdeutlichen.

Normative Modelle gehen nicht von unsicheren und kaum vorhersagbaren Faktoren aus, sondern sind vor allem dann sinnvoll und von Nutzen, wenn abgeschätzt werden kann, welche Folgen meine Handlung hat und wie die Rahmenbedingungen – sprich Einflussfaktoren – auf mein Handeln wirken. „Bei Sicherheit wird also mit Hilfe einer ordinalen Nutzenfunktion eine Alternative mit dem besten Ergebnis gewählt..." (Laux et al., 2012, S. 36). Normative Entscheidungstheorien bieten Entscheidungshilfen für den Ergebnisvergleich und sollen helfen rationale Entscheidungen zu treffen (Laux et al., 2012, S. 42). Voraussetzung ist dabei, dass der Entscheidungsträger eine Vorstellung davon hat was er will, also welche Ziele verfolgt werden. Häufig handelt es sich nicht um ein einzelnes Ziel oder aber dieses muss zur besseren Operationalisierung in mehrere Zielgrößen unterteilt werden. Es ist dabei möglich, dass die Ziele konkurrierend oder konfliktär sind, d. h. die bessere Erreichung des einen Ziels geht zu Lasten des Anderen, so dass eine Abwägung zwischen beiden nötig wird (Laux et al., 2012, S. 44-45).

Beispielhaft stelle ich die Grundsätze des Bernoulli-Prinzips vor. Es handelt sich dabei um ein Entscheidungsprinzip, bei der diejenige Alternative optimal ist, „mit der der Erwartungswert des Nutzens der möglichen Ergebnisse maximiert wird" (Laux et al., 2012, S. 109). Mehrere Zielgrößen sowie individuelle Risikoeinstellungen können dabei explizit berücksichtigt und mit Hilfe einer Formel näher bestimmt werden (Laux et al., 2012, S. 111-115). Wird die Zielebene erweitert um soziale Komponenten, also Ziele anderer Personen und um Unternehmensziele, wird die Komplexität noch einmal zusätzlich erhöht und die Wahl zwischen unterschiedlichen Alternativen wird z. T. deutlich erschwert, weil die unterschiedlichen Interessen gewichtet werden müssen. Laux et al. stellen einige Möglichkeiten für Gruppenentscheidungen (2012, S. 486-505) und Entscheidungen bezüglich der Unternehmensziele (2012, S. 507-534) vor. Auf eine detailliertere Beschreibung verzichte ich in diesem Rahmen aber, weil in den meisten praktischen Entscheidungssituationen keine objektiven Wahrscheinlichkeiten vorliegen, die für eine normative Entscheidung benötigt werden.

In solchen Situationen greifen Menschen auf subjektive Wahrscheinlichkeitseinschätzungen zurück. Diese beruhen auf den Erfahrungen des Entscheidungsträgers, den entscheidungsrelevanten Informationen sowie persönlichen Schlussfolgerungen, wodurch sie nicht objektivierbar und streng operationalisiert sind (Laux et al., 2012, S. 50). „Bei einem ethischen Problem lassen sich externe Kosten beurteilen, nicht jedoch die Wertschätzung des Umweltschutzes durch ein Individuum…" (Pfau & Seele, 2007, S. 148). Im Gesundheitswesen wäre ein ähnlich geartetes Problem die Entscheidung, ob die Lebenszeit oder Lebensqualität für jemanden wichtiger ist. Hierzu sind keine allgemeingültigen, für alle Menschen zutreffenden Entscheidungen möglich, sondern nur Entscheidungen mit subjektiver Gültigkeit. Darüber hinaus sind außerdem die Zielvorstellungen, die Fähigkeiten, der Informationsstand und Lebensumstände des Entscheiders, dessen Wahrscheinlichkeitsvorstellungen über Kausalitäten sowie die Wahl des Entscheidungsmodells subjektiv geprägt (Laux et al., 2012, S. 54-55). Neben den normativen Modellen, deren Ausgangslage auf sicheren Faktoren beruht, möchte ich daher nun das erkenntnisgesteuerte Recognition Primed Decision Model (RPD) von Klein vorstellen.

> „Das Modell beschreibt, wie erfahrene Entscheider unter dem Einfluss der…handlungsbeeinflussenden Kontextfaktoren Entscheidungen auf Basis ihrer individuellen Erfahrungen treffen. Entgegen den klassischen Entscheidungsmodellen werden dabei keine Handlungsalternativen verglichen. Vielmehr fußen Entscheidungen auf der Basis des Wiedererkennens von typischen Situationen" (Mistele, 2007, S. 80).

„Im Rahmen der **Mustererkennung** versucht der Entscheider, neue oder unbekannte Situationen an Hand von Hinweisen, Zielen und sonstigen Merkmalen als bekannt zu identifizieren..." (Mistele, 2007, S. 81). Durch ein gedankliches Szenario (*mentale Simulation*) ist es möglich, die Wirkungen der Handlung durchzuspielen und dadurch besser zu beurteilen. In der Abbildung 2 wird dies noch einmal visuell veranschaulicht.

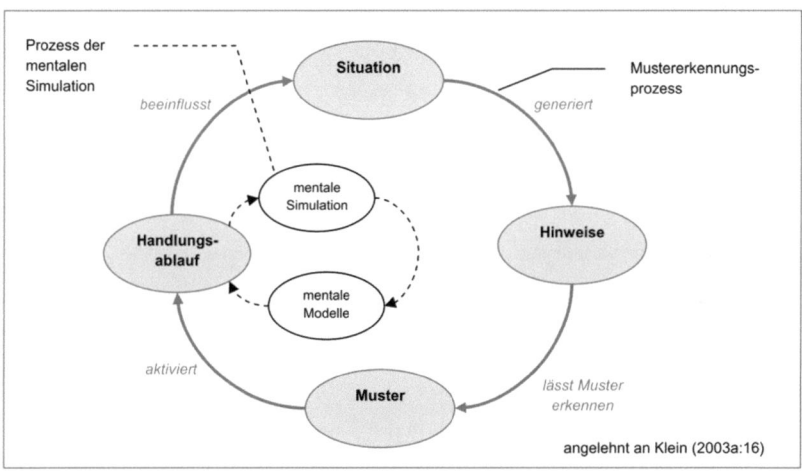

Abbildung 2: Recognition Primed Decision Model (Mistele, 2007, S. 81)

Mistele (2007, S. 82) stellt zum Modell drei Anwendungsvarianten vor:
- Variante 1: Die Situation wird als typisch erkannt und mit Hilfe bekannter Regeln etc. darauf reagiert; da es regelbasiert ist, sind mentale Simulation weniger wichtig
- Variante 2: Die Situation ist unklar, Informationen sind nicht eindeutig. Die mentale Simulation dient der Diagnose der Situation entweder durch Merkmalsvergleich oder durch das Nachvollziehen des Zustandekommens der Situation (retrospektiv; Kausalität)
- Variante 3: Die mentale Simulation wird eingesetzt um den Handlungsverlauf prospektiv zu evaluieren, d.h. mögliche Konsequenzen der angedachten Handlung sollen erfasst werden

Das Modell ist nicht als Alternative zu normativen Entscheidungsmodellen anzusehen, sondern wird tendenziell dann genutzt, „wenn ein erfahrener Entscheider unter Zeitdruck in wenig stabilen Umweltsituationen entscheiden und handeln muss" (Mistele, 2007, S. 84). Es ergänzt somit das normative Modell, da es für andere Anwendungsgebiete bestimmt ist. Das RPD zeigt viele Gemeinsamkeiten zu den Vorstellungen von Dreyfus und Dreyfus (2000) auf. Dem Fünf-Stufen-Modell des Kompetenzerwerbs liegt die Auffassung zu Grunde, dass Pflege sich durch eine potentiell unbegrenzte Anzahl relevanter Fakten und Merkmale auszeichnet und dort Fähigkeiten benötigt werden, die nicht ausschließlich theorie- und vernunftgeleitet zu erklären sind (Dreyfus & Dreyfus, 2000, S. 53). Wissenschaftliche Kenntnisse etwa aus der Biologie und Chemie sind als theoretisches Hintergrundwissen zwar bedeutend, aber durch Erfahrung und Berufspraxis wird das Wissen um *Faustregeln* (Muster) erweitert (Dreyfus & Dreyfus, 2000, S. 45). Die Darstellung der unterschiedlichen Kompetenzstufen weist dabei die Tendenz auf, dass mit steigender Kompetenz die anfänglich stark an normierten Regeln ausgerichteten Handlungen zunehmend intuitiv, im Sinne der Mustererkennung des RPD Modells, erfolgen (Dreyfus & Dreyfus, 2000, S. 54-67). In unbekannten und neuen Situationen muss aber wieder auf Regeln und wissenschaftliche Kenntnisse zurückgegriffen werden (Dreyfus & Dreyfus, 2000, S. 63). Benner, Tanner, und Chesla (2000, S. 43) haben durch ihre Untersuchungen folgendes festgestellt:

„Bezeichnend für die Handlungen der Pflegenden waren die Reaktionen, die, auf der Grundlage von intuitiven, ganzheitlichen Wahrnehmungen von dem, was in ähnlichen Situationen in der Vergangenheit gelungen war und in Übereinstimmung mit den Reaktionen dieses Patienten, angepaßt wurden"

Sie bestätigen mit ihren Ergebnissen somit das vorgestellte RPD Modell und weisen die Gültigkeit für den Bereich der Pflege nach.

2.5 Fehlerursachen

Nach der Darstellung der beiden Entscheidungsmodelle stellt sich weiterführend die Frage, warum Menschen grundsätzlich nicht fehlerfrei sind und unter welchen Umständen sie häufiger zu Fehlern neigen. Dazu greife ich einige Grundlagen aus unterschiedlichen Disziplinen auf, die als Hintergrundwissen für das Verständnis von Fehlerursachen dienen. Anschließend werden dann gezielt die Fehlerursachen noch einmal zusammenfassend dargelegt.

Der **Behaviorismus** betrachtet die Psychologie als einen objektiven und experimentellen Zweig der Naturwissenschaft (Eckardt, 2010, S. 118). Die Existenz des Bewusstseins wird bei den Überlegungen ausgeklammert. Betrachtet wird demnach beobachtbares Verhalten, wobei ausschließlich Eingangs- und Ausgangsgrößen untersucht werden (Peripheralismus). Diese mechanistischen Vorstellungen gehen davon aus, dass eindeutige Schlussfolgerungen vom Reiz zur Reaktion möglich sind, also Verhalten vorhersagbar ist (Determinismus). Zentrale innerorganismische Regulationen des Informationsverarbeitungsprozesses werden im Sinne einer Black-Box komplett ausgeblendet (siehe Abb. 3), weshalb bereits zur Zeit des klassischen Behaviorismus einige Kritiker diese Sichtweise ablehnten.

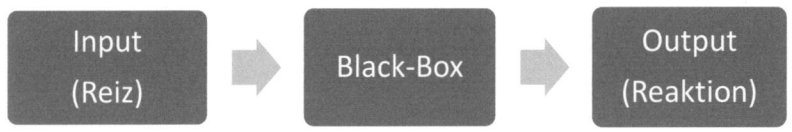

Abbildung 3: Reiz-Reaktionsprozess (Eigendarstellung)

Dennoch bietet der Behaviorismus einige wertvolle Erkenntnisse bezüglich des Lernens in Form der klassischen und vor allem operanten Konditionierung. Verstärkungs- und Bestrafungsmechanismen (vor allem affektive Folgen) verdeutlichen, warum bestimmte Verhaltensweisen vermehrt gezeigt bzw. vermieden werden (Hommel & Nattkemper, 2011, S. 109). Da Fehler meist negative Auswirkungen auf den Verursacher bewirken, wird dieser nach diesem Erlebnis bemüht sein, diese negativen Folgen zu vermeiden. Das bedeutet, Fehler werden vermieden bzw. es wird vermieden, dass andere den Fehler bemerken. Diese Aspekte werden auch in den Ausführungen zur Fehlerkultur im vierten Kapitel noch einmal aufgegriffen.

Während sich der Behaviorismus dem Verhalten widmete und den Bewusstseinsbegriff unbeachtet ließ, steht dieser im Fokus der **Psychoanalyse**. Zentrale Schlüsselelemente des Begründers Sigmund Freud sind einerseits der *psychische Apparat* zusammengesetzt aus den drei Instanzen *Es, Ich* und *Über-Ich,* die später auf anderen Ebenen durch die Abstufung von psychischen Qualitäten in *unbewusst, vorbewusst und bewusst* ergänzt werden (Eckardt, 2010, S. 133-135). Kritiker bemängeln, dass die Psychoanalyse keine Hypothesen zulasse, die zu falsifizieren sind, und dass die zentrale Kategorie des Unbewussten nicht empirisch zu überprüfen ist (Eckardt, 2010, S. 143). Aus heutiger Sicht sind die Ausführungen thematisch der Persönlichkeits-, Motivations- und Entwicklungspsychologie zuzuordnen und sie beziehen sowohl die Innensicht (Es), mit ihren Bedürfnissen und Affekten, als auch die Außensicht (Über-Ich), sprich Moralvorstellungen, Rollenvorstellen usw. mit ein. Freud zufolge ist es auch möglich unerwünschte Gedanken bzw. Handlungsimpulse zu unterdrücken und diese Ansicht wird heute von vielen Autoren geteilt (Hommel & Nattkemper, 2011, S. 6). Somit leistet die Psychoanalyse einen bedeutenden Beitrag zum Verständnis des menschlichen Erlebens und Handelns. Auch hier lassen sich daher Rückschlüsse auf Fehlverhalten ziehen. Nicht alle Handlungen führen wir bewusst durch, sondern ähnlich wie schon beim vorgestellten RPD Modell sind auch unbewusste *Triebe* beteiligt und unterschiedliche Instanzen können z. T. widersprüchliche Handlungsimpulse verursachen.

Aus dem Unbehagen gegenüber dem Elementarismus entwickelte sich eine ganzheitstheoretische bzw. holistische Strömung, die unter dem Begriff der **Gestaltpsychologie** zusammengefasst wird. Dabei bildet der bekannte Satz, das Ganze ist mehr als die Summe seiner Teile, das Grundprinzip dieser Forschungsrichtung. Daraus wird abgeleitet, dass nicht Einzelempfindungen untersucht, sondern die Phänomene selbst ganzheitlich zum Untersuchungsgegenstand werden müssen um komplexe Bewusstseinsphänomene zu beschreiben. Durch verschiedene Experimente, vor allem aus dem Bereich der Wahrnehmung, etwa mit Hilfe von geometrisch-optischen Täuschungen, konnte nachgewiesen werden, dass kein eindeutiger Zusammenhang zwischen Reiz und Sinneseindruck besteht (Eckardt, 2010, S. 110-112). Die aufgestellten Prinzipien und Gesetze beschreiben, dass die sachliche Beschaffenheit des optisch Gegebenen über die Bildung von umfassenden Einheiten entscheidet und nicht ein visuelles System oder gar der Mensch (Herzog, 2012, S. 88). Diese Ansichten konnten zwar empirisch nicht hinreichend verifiziert werden, aber es bleibt festzuhalten, dass durch die ganzheitliche Betrachtung ein Zugang zu einem Systemdenken vorbereitet wurde (Eckardt, 2010, S. 117). Dieses Merkmal wurde bereits in der Fehlerdefinition als ein zentrales Element identifiziert und wird in der Darstellung des Fehlermodells von Reason (1994) explizit aufgegriffen.

Die **Kognitionspsychologie** hat sich den Informationsverarbeitungsprozessen im Gehirn verschrieben und somit das Problem angegangen, die im Behaviorismus vorhandene Black-Box zu erklären. Bandura stellte in Experimenten heraus, dass ein Unterschied zwischen dem Erwerb und der Ausführung von beobachteten Verhalten besteht. „Behavioristisch gesehen sollte die Reaktion, wenn sie einmal aktiviert ist auch in Verhalten münden und nicht durch eine Evaluation der Konsequenzen abschaltbar sein" (Hecht & Desnizza, 2012, S. 137). Dadurch zeigte Bandura, dass kognitive Variablen in der Domäne des Lernens unverzichtbar sind (Hecht & Desnizza, 2012, S. 138). Das mit der kognitiven Wende eingeführte Informationsverarbeitungsparadigma hat daher den Behaviorismus abgelöst und ist bis heute gültig, wobei pure „Wahrnehmungs-, Aufmerksamkeits- und Gedächtnistheorien...zunehmend **komplexeren und umfassenderen Modellen**" (Hommel & Nattkemper, 2011, S. 3) weichen. In Abbildung 4 ist diese Tendenz auf sehr einfacher Ebene in einem linearen Modell abgebildet und zeigt, dass zunehmend mehr Faktoren berücksichtigt werden. Komplexere Modelle werden an dieser Stelle nicht aufgegriffen.

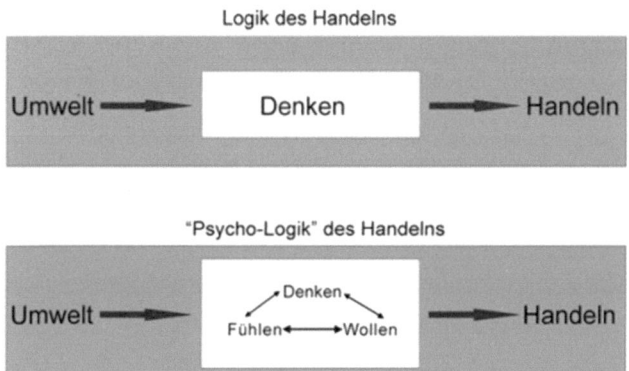

Abbildung 4: Logik und "Psycho-Logik" des Handelns (Pierre et al, 2005, S. 33)

Die bisherigen Ausführungen zu den psychologischen Sichtweisen sind individualpsychologisch geprägt und berücksichtigen nicht ausreichend die Wechselwirkungen zwischen Individuen wie sie in Gruppen und Gemeinschaften entstehen. Trommsdorff fordert daher, dass psychologische Phänomene im Zusammenhang mit dem gegebenen sozio-kulturellen Kontext erklärt werden (2010, S. 302). Daher stellen Erkenntnisse aus der Soziologie eine wichtige Ergänzung zu den vorgestellten psychologischen Grundlagen dar.

Die **Soziologie** untersucht das „Alltagshandeln in Familien, Gruppen, Lebens- und Arbeitsgemeinschaften, die Beschaffenheit von Institutionen und Organisationen und schließlich Fragen nach den Grundlagen des Zusammenlebens in der Gesellschaft" (Schäfers, 2013, S. 13). Wie bereits von Trommsdorff (2010) zuvor beschrieben, sind Entscheidungen nicht alleine auf intrinsische Faktoren zurückzuführen, sondern werden auch durch Normen, Rollen oder besondere Funktionen einer Institution beeinflusst, auch wenn sie ursprünglich von Personen erschaffen wurden (Kornadt, 2010, S. 28). Kornadt verweist dazu auf das eindrucksvolle Gefängnisexperiment von Zimbardo (2008), welches verdeutlichte, wie groß der Einfluss von Institutionen und deren Regeln sowie von gesellschaftlichen Normen und Rollen ist. Soziale Rollen sind Normen und Verhaltenserwartungen, die mit bestimmten Positionen verbunden und in bestimmten Handlungszusammenhängen gefordert werden (Schäfers, 2013, S. 78). Sie entstehen mit der Zeit durch soziale Interaktionen und werden durch Sanktionen verfestigt und für den Einzelnen handlungswirksam (Trommsdorff, 2010, S. 301). Diese Rollenerwartungen bestehen auf unterschiedlichen Ebenen, wie etwa der Familie, der Institution oder auch der Gesellschaft. Aufgrund der gegenseitigen Abhängigkeit „ist der Einzelne immer wieder aufgefordert sein eigenes Handeln an den Erwartungen Anderer zu orientieren" (Jäckel, 2010, S. 194). Die Erwartungshaltung gegenüber der Rolle, die wir einnehmen, beeinflusst unsere Entscheidungen. Beispielsweise weiß ein Mensch in der Rolle Patient, selbst wenn er noch nicht im Krankenhaus/beim Arzt war, wie er sich in einer solchen Situationen verhalten sollte. Die Verhaltensregeln sind mit einem Repertoire vergleichbar, auf das man zurückgreifen kann; eigene Interpretation und Entscheidung sind weiterhin nötig. Weitere Faktoren sind also an der Entscheidung beteiligt. Der Ansatz der Verstehenden Soziologie von Max Weber unterstellt „jedem Handelnden einen <<subjektiven>> Sinn seines Handelns, berücksichtigt aber auch die relativierende Formel, dass dieser Sinn weder der sein muss, der das aktuelle Handeln tatsächlich bestimmt..." (de Vries, 2005, S. 123-124), noch dass der Handelnde sich der Motive bewusst ist. Weber unterscheidet vier Bestimmungsgründe des Handelns (de Vries, 2005, S. 128; Jäckel, 2010, S. 50-51; Schäfers, 2013, S. 66).

1. Affektuelles Handeln (Emotionen und Gefühlslagen)
2. Traditionelles Handeln (Gewohnheiten und Konventionen)
3. Wertrationales Handeln (aus religiösen, ethischen, ästhetischen Gründen)
4. Zweckrationales Handeln (Nützlichkeitskalkül)

Die Handlungsorientierungen sind als *idealtypisch* zu verstehen, so dass nicht ein einzelner Typus allein handlungsbestimmend ist, sondern alle zum Handlungsrepertoir des Menschen gehören (de Vries, 2005, S. 128; Schäfers, 2013, S. 66-67). Die vier Bestimmungsgründe enthalten sowohl intrinsische als auch extrinsische Einflüsse, so dass diese Sicht bereits systemisch geprägt ist. Daher auch hier der gleiche Verweis auf das Fehlermodell wie zuvor bei den Gestaltpsychologen. Überdies bietet die Soziologie einige Erkenntnisse, die verdeutlichen, dass Verhaltensweisen und Entscheidungen nicht nur psychologisch begründet sind, sondern auch andere Personen sowie übergeordnete Organisationen Einfluss ausüben.

Die **Kommunikationswissenschaft** als junge interdisziplinäre Wissenschaft bezieht Erkenntnisse aus unterschiedlichen Disziplinen. Bezug genommen wird aufgrund der

Zielrichtung zunächst auf die Organisationskommunikation. Sie beinhaltet Anteile der Soziologie und der Systemtheorie. Die Strukturen einer Organisation bieten den Mitgliedern „einen „kontingenzentlastenden" Orientierungsrahmen, die aber auch immer wieder neu aufgebrochen und restrukturiert werden müssen um organisationales Lernen zu ermöglichen" (Ingenhoff & Bachmann, 2014, S. 250). Neben diesen Aspekten der Organisationskommunikation möchte ich außerdem einige Grundzüge der zwischenmenschlichen Kommunikation aufgreifen. Die vier unterschiedlichen Dimensionen, *Sachaspekt, Beziehungsaspekt, Selbstoffenbarungsaspekt* und *Appellaspekt* werden in der Theorie von Schulz von Thun beschrieben (Mamerow, 2008, S. 207; Poser, 2005, S. 211-213). Diese unterschiedlichen Anteile einer Botschaft verdeutlichen, dass zusätzlich zur individuellen Interpretation Komplikationen in der Kommunikation auftreten können, weil Empfänger und Sender unterschiedliche Ebenen fokussieren (Mensdorf, 2013, S. 117; Poser, 2005, S. 213). Darüber hinaus führt ein Fehlen von Rückkopplungsmöglichkeiten und gegenseitiger Kontrolle, etwa bei der indirekten schriftlichen Kommunikation durch E-Mails dazu, dass eine Metakommunikation ausbleibt und Missverständnisse, sprich Fehler, häufig nicht geklärt werden können (Jäckel, 2010, S. 214-215).

Im nächsten Schritt möchte ich, bevor die vorgestellten Hintergrundinformationen zusammenfassend auf Fehlerursachen bezogen werden, einige Schwierigkeiten bei der systematischen Darstellung von Fehlerursachen erläutern. Frey hält fest: „Bei der oft kritisierten ‚Jagd' auf Fehler kommen manche Sammlungen schon auf 70 Denkfehler. Bei Kombination verschiedener Gebiete – etwa bei Planungs-, Denk- und Logikfehlern – kommt man schnell auf 200" (2007, S. 59). Allerdings handelt es sich dabei häufig um Umbenennungen, Wiederholungen oder Ähnliches. Durch das Einbeziehen der Fehlerperspektive – also der unterschiedlichen Disziplinen – wurde eine ebenso große Anzahl an Taxonomien entwickelt, die je nach Schwerpunkt und Zielsetzung unterschiedlich hierarchisieren bspw. nach formalen Merkmalen oder Umständen, unter denen Fehler auftreten und es gibt keine Fehlerklassifikation, über die sich alle einig wären (Frey, 2007, S. 57; Reason, 1994, S. 30). Eine erste Übersicht bietet Valentin (2013, S. 36), die besagt, dass Häufiges, Erwartetes, Verwandtes, vor kurzem Erlebtes, Wichtiges und emotional Besetztes besser erinnert und abgerufen wird. Diese Auflistung ist verständlich und gut nachzuvollziehen, aber deckt auch nur einen Teil der möglichen Fehlerursachen ab. Eine kleine Übersicht einiger Taxonomien soll die vielfältigen Herangehensweisen näherbringen:

- Ursachenverteilung: technical, environment, human, organizational (Sommer, 2012, S. 1536)
- SHEL-Modell: Software, Hardware, Environment, Liveware (Palm, Cardeneo, Halber, & Schrappe, 2002, S. 47)
- Skill/Rule/Knowledge-based (Rasmussen zitiert nach Hommel & Nattkemper S. 98, 173; Reason 1994, S. 99)
- latente vs. aktive Fehler (Reason, 1994, S. 216)
- Behandlungsfehler, Personenfehler und Systemfehler (Imhof, 2010, S. 38)
- Systematische u. unsystematische Fehler (Zipper, 2006, S. 800)

Wie bereits erwähnt, gibt es nicht die eine passende und allgemeingültige Taxonomie, sondern die Gültigkeit hängt von der Intention ab, die mit ihr verbunden ist. Für die allgemeine und nicht pflegespezifische Einteilung von Fehlern halte ich die Kategorisierung von Frey (2007) für geeignet. Die Kategorien sind auf kognitive Fehler beschränkt und insgesamt vier Fehlerfamilien zugeordnet. Neben der systematischen Darstellung sind die einzelnen Angaben außerdem jeweils mit empirischen Studien und Falluntersuchungen belegt. Ein weiterer Vorteil besteht darüber hinaus in der evolutionsbiologischen Perspektive, wodurch die ursprünglich positiven Eigenschaften verdeutlicht werden. Letztlich sind Fehler nämlich „der unvermeidbare und gewöhnlich akzeptable Preis, den der Mensch für seine bemerkenswerte Fähigkeit aufzubringen hat, mit sehr schweren informationsbezogenen Aufgaben schnell und, in der Regel, wirkungsvoll zurechtzukommen" (Reason, 1994, S. 188). In der folgenden Tabelle werden die von Frey beschriebenen kognitiven Fehler aufgelistet und anhand weiterer Quellen belegt.

Tabelle 2: Fehlerfamilien kognitiver Fehler (in Anlehnung an Frey, 2007)

Fehlerfamilien	Kognitive Fehler
Handlungsfähigkeit durch Kohärenz	• Beharren auf Überzeugungen: Die erste Wahl wird häufig nicht revidiert trotz vorhandener Gegenargumente (Frey, 2007, S. 99-103; Reason, 1994, S. 110) • Bestätigungstendenz und fehlendes Bemühen um Falsifikation: Erwartung eines bereits bekannten positiven Resultats (Frey, 2007, S. 103-110; Hommel & Nattkemper, 2011, S. 133) • Ignorieren widersprechender Belege und Blindheit gegenüber eigenen Fehlern: Ähnlich zur Bestätigungstendenz; ein Aspekt, der dazu gehört, ist, dass sich die Mehrheit für besser als der Durchschnitt hält (Frey, 2007, S. 111-116; Hallinan, 2009, S.

	67-85)
	• Verfälschende Erwartungshaltung (*self-fulfilling prophecy*): Im Gegensatz zum Ignorieren von widersprechenden Belegen werden diese hier nicht mehr zur Kenntnis genommen durch eine Art *Tunnelblick.* (Frey, 2007, S. 116-120; Hommel & Nattkemper, 2011, S. 133)
Vorstrukturierung und Regelmäßigkeitserwartung	• Räumliche Regelmäßigkeiten und (Vor-) Strukturierung der Welt: Ordnung oder Muster werden auch dort erkannt, wo keine sind; oder werden umgekehrt übersehen (Frey, 2007, S. 157-164; Hommel & Nattkemper, 2011, S. 78, 106, 157)
	• Zeitliche Regelmäßigkeit: Kausalität und Korrelation wird sowohl durch räumliche als auch durch zeitliche Nähe begünstigt (Frey, 2007, S. 164-171; Hommel & Nattkemper, 2011, S. 78-79, 106, 157)
Flexibilität und Informationsgewinn in unbekannter Umgebung	• Rahmeneffekt (*framing*): Trotz gleicher Bedingungen wird aufgrund der anderen Beschreibung anders reagiert. Bsp. Menschen neigen bei Gewinnformulierungen zu Sicherheit, bei Verlustformulierungen zu Risiko (Frey, 2007, S. 203-206; Hallinan, 2009, S. 101-118; Kabalak, 2007, S. 99-101; Laux et al., 2012, S. 156-158)
	• Ankereffekt: Eine Schätzung wird durch einen Startwert – der nichts mit dem konkreten Fall zu tun haben muss wie etwa einer Zahl beim Glücksrad, der Matrikelnummer etc. – beeinflusst und verfälscht so die Schätzung (Frey, 2007, S. 206-209; Hallinan, 2009, S. 101-118)
Schnelligkeit und Einfachheit und Reduktion	• Umgang mit Komplexität: Viele Merkmale + Dynamik etc; werden radikal vereinfacht; zeitverzögerte Wirkungen oder Fernwirkungen werden nicht bedacht; Problemwahl und Methodik oft fehlerhaft, weil sie unter anderem nach eigener Kompetenz oder Auffälligkeit ausgewählt werden, statt auf das zentrale Problem einzugehen (Frey, 2007, S. 219-227; Hallinan, 2009, S. 21-34, 119-126; Reason, 1994, S. 125-128; Rosentreter, 2013, S. 231-232)
	• Verwendung von Heuristiken: Lösungsverfahren als Kompro-

	miss zwischen Aufwand und Genauigkeit; schnelle und einfache Heuristiken wie etwa Schwarz-weiß-Denken reagieren auf Zeit- und Kapazitätsbeschränkungen. Viele Informationen werden nicht berücksichtigt; trotz unvollständiger Informationen wird auf wahrscheinliche allgemeine Regeln geschlossen (Frey, 2007, S. 227-237; Hallinan, 2009, S. 53-65; Reason, 1994, S. 122)

Freys Taxonomie stellt die wesentlichen kognitiven Fehler anschaulich dar. Aufgrund der Zielausrichtung beschränkt er sich dabei auf kognitive Fehler und schließt explizit andere Bereiche aus. Für eine umfassende systemische Übersicht muss die Auflistung daher um einige weitere Kategorien ergänzt werden. Hierfür werden die zuvor dargestellten Hintergründe aufgegriffen.

1. Wie bereits beim Behaviorismus oder auch in Freuds Psychoanalyse herausgestellt, haben Emotionen Einfluss auf Entscheidungen und somit auch auf Fehler. „Aus den emotionalen Grundregulationen und aus der basalen Handlungsorganisation ergeben sich bestimmte Handlungstendenzen. Das jeweils empfundene Ausmaß an Bestimmtheit und Kompetenz ist dabei für die jeweilige Emotion von zentraler Bedeutung" (Dörner, 2012, S. 118). Rosentreter (2013, S. 232) beschreibt, dass Gefühle bei der Bewertung (angenehm vs. unangenehm), der Aktivierung (erregt vs. passiv) und der Kontrolle (stark vs. Schwach) eine wichtige Rolle spielen. Emotionen ermöglichen zwar schnelle, häufig aber auch klare Fehleinschätzungen, weil logische Fakten teilweise ignoriert werden; dies gilt insbesondere für Entscheidungen unter starker emotionaler Belastungen, die häufig im medizinischen Bereich anzutreffen sind (Rose, 2014, S. 35).

2. Soziale Faktoren sind teilweise in der Psychologie und vertiefend in der Soziologie beschrieben worden. Genannt wurden bereits Normen und Wertvorstellungen sowie soziale Rollen(-erwartungen). Darüber hinaus belegen Studien , dass die Hierarchie ein weiterer wichtiger Einflussfaktor für das Auftreten von Fehlern ist (St.Pierre, 2013, S. 200-204). Außerdem ist, wie bereits angedeutet, das Handeln in Gruppen von besonderer Bedeutung (Badke-Schaub, Hofinger, & Lauche, 2008, S. 113-130).

3. Die Organisation kann teilweise zwar auch als sozialer Faktor eingeordnet werden, aber aufgrund des großen Stellenwertes ist es legitim diesen separat aufzuführen. Zielsetzungen, Prozessgestaltung und Führung sind dabei Unterpunkte, die zu berücksichtigen sind (Badke-Schaub et al., 2008, S. 176-190). Darüber hinaus stellt die Fehler- bzw.

Sicherheitskultur eine zentrale Komponente, sowohl in Bezug auf Fehlerursachen als auch beim Umgang mit Fehlern dar. Dieser Aspekt wird in Kapitel 4 ausführlicher dargestellt.

4. Eine weitere essentielle Fehlerkomponente stellt die Kategorie Kommunikation dar. Wie beschrieben haben unterschiedliche Kommunikationsformen unter anderem Einfluss auf die Aufmerksamkeit des Adressaten und verändern so die Wahrnehmung. Darüber hinaus bietet jede Kommunikation diverse Fehlerquellen aufgrund von Fehlinterpretationen und diversen Symbolbedeutungen, die wiederum weitere Fehler nach sich ziehen können (Badke-Schaub et al., 2008, S. 131-149; Kiesewetter et al., 2013, S. 215-216; Sommer, 2012, S. 1536-1537; St.Pierre, 2013, S. 206-208). Anschaulich wird dies beispielsweise an der Kommunikationstreppe:

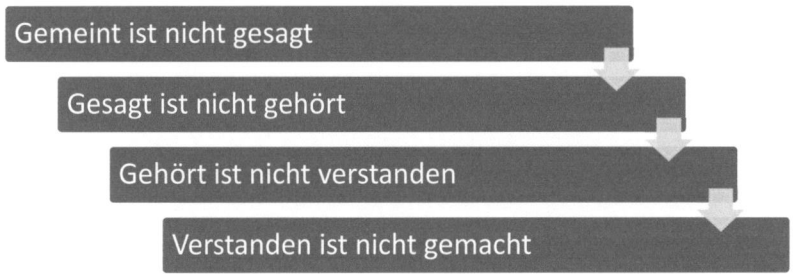

Gemeint ist nicht gesagt

Gesagt ist nicht gehört

Gehört ist nicht verstanden

Verstanden ist nicht gemacht

Abbildung 5: Kommunikationstreppe (nach Rall & Oberfrank, 2013, S. 897)

5. Neben den von Frey beschriebenen kognitiven Fehlern spielen außerdem das Persönlichkeitsprofil und bestimmte Denkmuster eine wichtige Rolle. Bestimmte Persönlichkeitsmerkmale wie etwa die Selbstüberschätzung (Hallinan, 2009, S. 143-156), Macho- sowie Unverwundbarkeits-Denkmuster als auch Impulsivität, Antiautorität, Gleichgültigkeit und Resignation beeinflussen die Fehlereinschätzung und den Umgang mit Fehlern, so dass sie ebenfalls berücksichtigt werden sollten (Hagen, 2013, S. 110-111; Sommer, 2012, S. 1537).

6. Multitasking ist ein weiterer großer Bereich, der zwar teilweise im Punkt Umgang mit Komplexität enthalten ist, den ich aber zusätzlich näher aufgreifen möchte. Hommel und Nattkemper (2011, S. 146) schreiben: „Jeder Wechsel zwischen mehreren Aufgaben und jede Mehrfachbelastung kostet kognitive Kapazität, von möglichen affektiven und motivationalen Konsequenzen gar nicht zu reden." Hallinan (2009, S. 87) überspitzt dies im Titel seines 5. Kapitels als „Wir können zwar gleichzeitig gehen und Kaugummi

kauen – aber nicht viel mehr." Menschen verarbeiten Informationen nicht parallel, sondern wechseln zwischen den Aufgaben hin- und her. Dabei vergessen wir bereits innerhalb von 15 Sekunden die alte Aufgabe (Hallinan, 2009, S. 90-91).

7. Eine Kategorie in der von Sommer (2012, S. 1536) beschriebenen Taxonomie ist die Technik oder auch der technische Fehler und wurde bisher noch nicht berücksichtigt. Auch wenn letztlich nicht das Gerät für den Fehler verantwortlich ist, sondern der Bediener bzw. der Programmierer/Ingenieur, macht es Sinn die Kategorie mit zu integrieren. Der Bereich der Ergonomie setzt sich mit der Interaktion zwischen Mensch und Maschine auseinander. In der Luftfahrt wurde beispielsweise der Knopf für das Fahrwerk gummiert und in der Medizin sind Sauerstoff und Druckluft mit unterschiedlichen Anschlüssen versehen worden um Verwechslungen vorzubeugen. Daran zeigt sich, dass diese Kategorie nicht unberücksichtigt bleiben darf.

2.6 Vorstellung des systemischen Fehlerkulturmodells von Reason

Der Behaviorismus hat unter anderem die Bedeutung von affektiven Einflüssen auf das Verhalten herausgestellt. Mit der Psychoanalyse stellte Freud mehrere Ebenen vor, die Einfluss auf den Menschen und seine Handlungen ausüben (Über-Ich und Es). Das Rollenverständnis oder Moralvorstellungen sind in der Soziologie ebenfalls thematisiert und zeigen deutliche Überschneidungen zur Psychologie. Im Laufe der Zeit wurde daher zunehmend deutlicher, dass die Gestaltpsychologie mit ihrer ganzheitlichen Betrachtung einen wichtigen Beitrag zur heute gültigen systemischen Sichtweise geleistet hat. „In der Psychologie ist zu beobachten, wie die traditionellen **Grenzen** zwischen der Kognitionspsychologie langsam **verschwinden**…" (Hommel & Nattkemper, 2011, S. 2). Die Systemtheorie ist keine eigenständige Disziplin, sondern ein Teilgebiet unterschiedlicher Wissenschaften wie etwa der Soziologie, Psychologie oder der Ingenieurswissenschaften (Bermes, 2006, S. 19; Zehnder, 2013, S. 22). Die zuvor beschriebenen unterschiedlichen Faktoren bilden zusammen ein dynamisches und nicht lineares System, d. h. neben den Strukturen und Prozessen beeinflussen auch die in der Organisation arbeitenden Menschen mit ihren emotionalen Beziehungen das gesamte System. Der Kommunikationsfluss wird zusätzlich durch persönliche Beziehungen beeinflusst, die wiederum dynamisch sind. Dadurch entsteht ein komplexes und dynamisches Netzwerk, in dem eindeutige Vorhersagen nicht mehr möglich sind (Zehnder, 2013, S. 27-29). Die vier Bestimmungsgründe des Handelns von Weber weisen auf einen systemischen Charakter hin und Reason (1994) greift diese Sichtweise auf. Bisher sind lediglich die einzelnen Kategorien und Fehlerursachen aufgelistet und benannt worden, ohne sie in einem Modell systemisch zu verbinden. Reason (1994) hat mit dem Swiss-Cheese-Modell (siehe Abb. 6) eben dies erreicht und aufgrund der sehr eingängigen und gut nachzuvollziehenden Darstellung hat es in der Fehlerforschung großen Anklang gefunden.

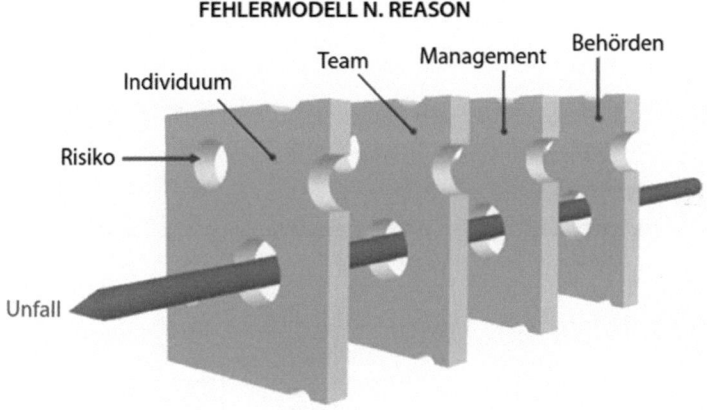

Abbildung 6: Fehlermodell nach Reason (zitiert in Sommer, 2012, S. 1534)

Das Grundprinzip des Modells besteht darin, dass die Unfallursache nicht auf das Handeln einer einzelnen Person beschränkt wird, sondern unterschiedliche Ebenen daran beteiligt sind. Wie bereits in der kurzen Taxonomieübersicht erwähnt, unterteilt Reason die Fehlerursachen in aktive und latente Fehler (1994, S. 216). Der aktive Fehler steht für die Handlung einer Person, die *an vorderster Front* arbeitet, wie etwa Piloten, Fluglotsen, Ärzte oder Pflegende. Das Individuum ist die letzte Instanz vor dem Auftreten des Unfalls und daher leichter zu identifizieren. Die Auswirkungen von latenten Fehlern sind meistens im System verborgen, stellen aber laut Reason die größte Bedrohung für die Sicherheit eines komplexen Systems dar (1994, S. 216). In der Abbildung werden das Team, das Management und Behörden als latente Fehlerkomponenten dargestellt. Beispiele für latente Fehler sind etwa schlechte Wartungspläne, fehlende Angaben über Zuständigkeiten oder auch falsche Entscheidungen der Führungsebene. Jedes beschriebene Element stellt einen Abwehrmechanismus dar. Der Clou bei Reasons Modell ist, dass jedes Element bestimmte Fehler aufweist, die in Form von Löchern im Käse dargestellt werden. Ein Unfall bzw. ein unerwünschtes Ereignis kommt dann zustande, wenn es zu einer unglücklichen Konstellation der latenten Fehler kommt und zusätzlich ein aktiver Fehler passiert. Um noch einmal das Fussballbeispiel zu bemühen, so kann der Torhüter, der den Elfmeter nicht hält, als aktiver Fehler verstanden werden. Die wichtigere Frage lautet in diesem Fall aber, wie es zum Strafstoß kommen konnte, also welche latenten Fehler dem Strafstoß vorausgegangen sind. Dies lässt sich auf andere Bereiche übertragen und dieses Thema wird noch einmal in Kapitel 4 aufgegriffen. Abschließend ist festzuhalten, dass Fehler multifaktorielle Gebilde sind wie Reason (1994) in seinem Modell veranschaulicht. Zur Ursachenverteilung, also welche Faktoren am bedeutendsten sind, wird in der Fehlerforschung die Mehrheit auf menschliches Versagen zurückgeführt. Diese *human factors* werden auf 70-80% beziffert wie unterschiedliche Quellen angeben (Badke-Schaub, Hofinger, & Lauche, 2012b, S. 5; Hofinger, 2009, S. 604; Koppenberg & Moecke, 2011, S. 17; Mistele, 2007, S. 1; Rall & Oberfrank, 2013b, S. 892). Diese werden daher in der Fehlerforschung zunehmend berücksichtigt.

2.7 Fehlerursachen in der professionellen Pflege

„Kein Mitarbeiter im medizinischen Bereich möchte einen Fehler machen. Es bedarf harter Faktoren, Profis von ihrer Intention – nämlich Patienten zu helfen – abzubringen" (Rall & Oberfrank, 2013b, S. 897).

Für die Bestimmung und systematische Einteilung von Fehlerursachen im Gesundheitswesen greife ich auf das *contributory factor framework* von Vincent (zitiert in Rall, 2012, S. 1530) zurück, welches insgesamt 9 Kategorien vorstellt (siehe Abb. 7). Die Darstellung ist allerdings nicht als Konkurrenzmodell zum vorgestellten Fehlerkulturmodell von Reason (1994) zu verstehen, sondern sie bietet eine Übersicht über Einflussfaktoren von Fehlern im Gesundheitswesen, die in Reasons Modell integriert werden sollen.

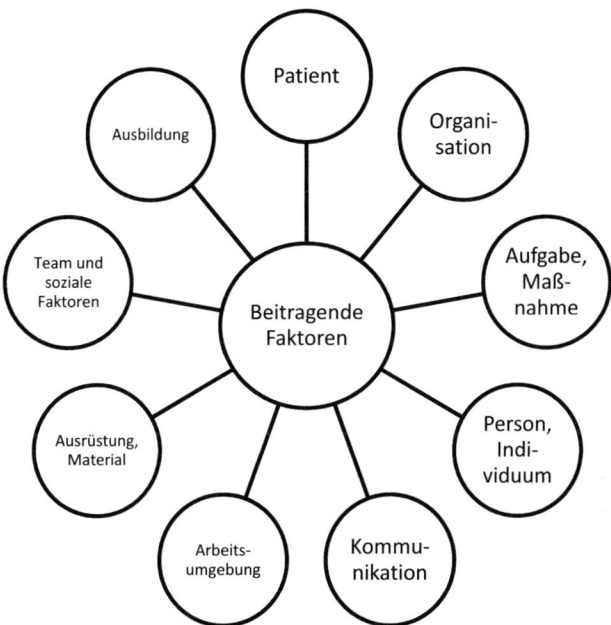

Abbildung 7: Beitragende Faktoren (nach Vincent zitiert in Rall, 2012, S. 1530)

Ein Vorteil dieser 9 Kategorien, gegenüber den im vorherigen Kapitel gesammelten allgemeinen Fehlerursachen, besteht in besseren Anknüpfungspunkten für gezielte Verbesserungsmaßnahmen durch Kategorien wie *Organisation*, *Arbeitsumgebung* oder auch *Team und soziale Faktoren*. Darüber hinaus werden die beiden spezifischen Elemente *Patient* und *Ausbildung* als neue Elemente ergänzt.

Der *Patient* kann auf unterschiedliche Art und Weise als beitragender Faktor wirken. Zunächst ist der klinische Zustand von Bedeutung, weil je nach Schwere und Komplexität des Krankheitsbildes die Fehlerhäufigkeit schwankt. Nebenerkrankungen oder auch bestehende Allergien können darüber hinaus Fehler begünstigen. Neben diesen krankheitsspezifischen Faktoren beeinflussen außerdem die soziale Situation, mentale und psychische sowie zwischenmenschliche Faktoren die Wahrscheinlichkeit von unerwünschten Ereignissen. Beispielhaft sei hier eine mangelnde *adherence* oder auch das Verhalten von Angehörigen genannt, die ein Fehlverhalten auslösen oder begünstigen können (Imhof, 2010, S. 21). Zusätzlich zu den bei Rall (2012) beschriebenen Unterpunkten ist der Wandel der Patientenrolle ebenfalls ein Einflussfaktor, den es zu beachten gilt (Bernsmann, Neumann, Schleberger, & Sedlaczek, 2002, S. 9; Jürgensen,

Schmidt, Jedlischka, & Semmler, 2013, S. 177-178; Müller, 2003, S. 44; Schäfer & Fröhlich-Güzelsoy, 2013, S. 269-270). Die *Patientenrolle* hat sich ab den 70er Jahren von einem passiven Nutzerverständnis hin zu einem aktiven, demokratischen und partnerschaftlichen Leitbild verändert. Aktuell existieren beide Rollenverständnisse in der Praxis des deutschen Gesundheitssystems, zahlreiche Patienten sowie Professionelle handeln im Gesundheitsprozess allerdings nicht im Sinne des *shared decision making* (Hart, 2012, S. 373-379; Hurrelmann, 2010, S. 229-232). „Heute fordert der aufgeklärte Patient von seinem Arzt Gesundheit nach Maß als Gegenleistung für immer weiter steigende Kassenbeiträge. Gesundheit ist machbar, ja sogar einklagbar geworden, und alles hat seinen Preis. Immer weniger Patienten wollen prinzipiell unvermeidbare Komplikationen als schicksalhaft hinnehmen" (Imhof, 2010, S. 218). Dies gilt natürlich nicht nur für Ärzte, sondern für alle Dienstleistungen; „the performance of both physicians and nurses, as well as the results they achieve, are increasingly exposed to criticism, especially since the year 2000..." (Bergemann et al., 2013, S. 375).

Bei der Definition von unerwünschten Ereignissen wurde die Unterscheidung in vermeidbare und nicht vermeidbare UEs vorgestellt (siehe Kap. 2.3) und explizit darauf hingewiesen, dass ein ausbleibender Behandlungserfolg oder gar eine Verschlechterung des Zustandes nicht automatisch auf einen Behandlungsfehler zurückzuführen ist. Wenn der Patient also trotz mehrfach erfolgter und ausführlichen Aufklärungen beispielsweise als Diabetiker nicht darauf achtet, was und wie viel er isst, liegt die Verantwortung für eventuell schädliche Folgen nicht beim Personal, sondern beim Patienten selbst.

Die *Ausbildung*, als zweiter ergänzter Aspekt, umfasst laut Vincent (zitiert in Rall, 2012, S. 1530) die fünf Bestandteile Kompetenz, Supervision, Verfügbarkeit von Ausbildung/Training, Angemessenheit von Ausbildung/Training sowie Trainingsformen. Die Ausbildungsstruktur, -inhalte und –erfolge nehmen auf vielfältige Art und Weise Einfluss auf die Fehlerwahrscheinlichkeit. Die Durchführung von Supervisionen etwa, bietet durch Reflexion einerseits die Möglichkeit, direkt Fehler zu entdecken, oder aber diese im Nachhinein zu besprechen und so zu einer Lösung zu kommen um diesen Fehler in Zukunft zu vermeiden. Gemäß dem Arbeitstitel wird diese Kategorie im fünften Kapitel aufgegriffen und es werden konkrete Vorschläge für die Gestaltung der Ausbildung erläutert.

Die Darstellung der Kategorien verdeutlicht, dass die Ebene der Organisation, die Gruppenebene, sowie die Einzelpersonen berücksichtigt werden. Je nach Institution haben diese Merkmale unterschiedliche Ausprägungsformen, so dass sich daraus sehr unterschiedliche Fehlerraten ergeben, abhängig davon wie mit Fehlern umgegangen wird. Übergeordnet lässt sich aber noch eine weitere Ebene ergänzen, die alle Organisationen und somit auch alle Pflegenden im deutschen Gesundheitswesen betrifft (siehe Abb. 8). „Pflegerisches Handeln war schon immer eingebettet in gesamtgesellschaftliche Kontexte…. demografische, epidemiologische, technische ökonomische soziokulturelle, lokal- aber auch globalpolitische Einflüsse…[wirken im Zusammenspiel] auch auf die Art und Weise ein, wie berufliche Pflege erbracht wird" (Monteverde, 2012, S. 23). In der Abbildung sind lediglich einige exemplarische Beispiele der jeweiligen Ebene benannt.

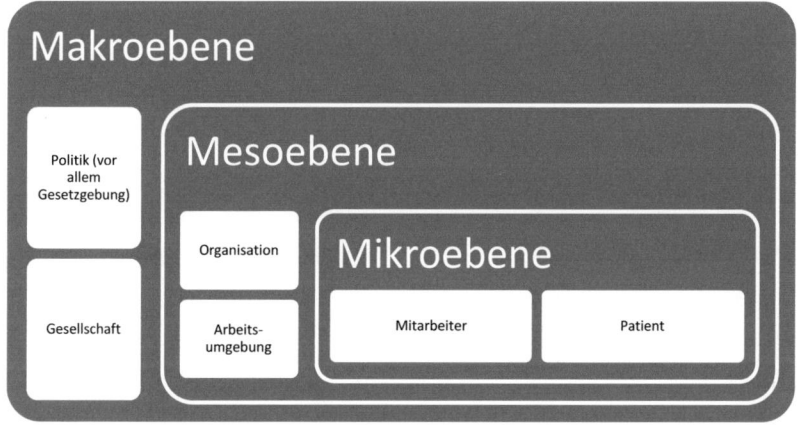

Abbildung 8: Ebenenmodell der Einflussfaktoren für Fehler (Eigendarstellung)

Auf der Makroeben wirken diverse Faktoren, die nicht alle aufgeführt werden. Daher beschränke ich mich auf zwei Beispiele, die dieser Ebene zugeordnet werden können. Die Politik bestimmt durch die Gesetzgebung zentrale Rahmenbedingungen, z. B. welche Leistungen erbracht und wie diese finanziert werden. Eine große Veränderung brachte die Einführung der diagnose related groups (DRGs), weil seitdem nicht mehr die tatsächlichen Kosten für einen Fall bezahlt werden, sondern Fallpauschalen. Die Wirkungen sind vielfältig und können im Rahmen dieser Arbeit nicht näher ausgeführt werden. Für ausführlichere Darstellungen verweise ich daher auf Braun, Buhr, Klinke, Müller und Rosenbrock (2010) oder auch Klauber, Geraedts, Friedrich und Wasem (2014). Zusammenfassend lässt sich festhalten, dass die Qualität der Versorgung in der Umstellung nur unzureichend berücksichtigt wird und ökonomische Anreize für Einsparungen, nicht aber für die Verbesserung der Qualität, gesetzt werden. Der verstärkte Einfluss ökonomischer Sichtweisen zeigt sich beispielsweise an der Minutentaktung im ambulanten Sektor (Meißner, 2012, S. 52). Außerdem haben Einsparungsbemühungen in den letzten beiden Jahrzehnten zur Reduzierung der Stellen im Pflegedienst bei steigenden Fallzahlen und einer reduzierten Verweildauer, zu einem Personalmangel geführt. Pflegekräften steht somit weniger Zeit für qualitativ hochwertige Pflege zur Verfügung (Isfort et al., 2010, S. 4-8; Simon, 2011, S. 236-246).

Dass bei Zeitmangel bestimmte Arbeiten nicht durchgeführt werden können, zeigt eine sektorübergreifende Studie mit insgesamt 2917 Pflegekräften aus England (Ball, Murrells, Rafferty, Morrow, & Griffiths, 2014) und eine internationale Studie in 12 europäischen Ländern (Aiken et al., 2013), wobei vor allem Gespräche mit Patienten oder auch die Patientenanleitungen nicht durchgeführt werden können bei niedrigerem Personalschlüssel. Ein weiterer Einflussfaktor auf die Fehlerhäufigkeit besteht in den Arbeitszeiten wie Landrigan et al. (2004) mit Hilfe einer randomisierten Studie nachweisen konnten. Eine weitere retrospektiv angelegte englische Studie hat für Pflegekräfte außerdem eine Korrelation zwischen längeren Schichten und einer erhöhten Mortalität für Patienten festgestellt (Needleman et al., 2011). Diese Beispiele verdeutlichen, dass Rahmenbedingungen auf der Makro- und Mesoebene starken Einfluss auf das Behandlungsergebnis und die Patientensicherheit haben.

Als zweiter übergeordneter Faktor wirkt die Gesellschaft auf unterschiedliche Art und Weise. Ein Beispiel ist, dass kulturell geprägte Normen und Werte, als gesellschaftsabhängige Faktoren in den Erwartungen und Haltungen von Patienten und Mitarbeitern wirksam sind (siehe Kap. 4). Der zweite Punkt bezieht sich auf den Mangel an gesellschaftlicher Wertschätzung, der sich im Personalschlüssel und Fortbildungsetat widerspiegelt (Bobbert, 2012, S. 71). Besonders die begrenzten wirtschaftlichen und personellen Ressourcen müssen gegenüber theoretisch unbegrenzten Bedürfnissen im Sinne der Verteilungsgerechtigkeit berücksichtigt werden (Cohen 2008 zitiert in Naidoo & Wills, 2010, S. 405). Ein weiteres Problem besteht darin, dass unterschiedliche Perspektiven auch zu divergierende Bedürfnisse führen, die als Anforderungen auf Pflegende einwirken. Dazu gehören normative Bedürfnisse, die von Experten (professionell Pflegenden, Ärzten) festgelegt werden, wahrgenommene Bedürfnisse des Klienten, artikulierte Bedürfnisse des Klienten oder auch relative Bedürfnisse im Sinne von Vorgaben, die sich aus Standards und Leitlinien ergeben (J. Naidoo & Wills, 2010, S. 406-410). Abbildung 9 erfasst die unterschiedlichen Anforderungen und stellt das Spannungsverhältnis der teilweise konkurrierenden Erwartungen dar. Werden die Aspekte Qualität und Effektivität der Wirtschaftlichkeit gegenübergestellt, so lässt sich daraus auch der vielfach angesprochene Theorie-Praxis Konflikt erläutern. Denn die eigenen und fremden Anforderungen einer effizienten und qualitativ guten Pflege können, wie die zuvor zitierten Studien verdeutlicht haben, in der Praxis häufig nicht erfüllt werden. In Kapitel 3.3.2 wird dies im Rahmen einer Ethischen Perspektive noch einmal aufgegriffen.

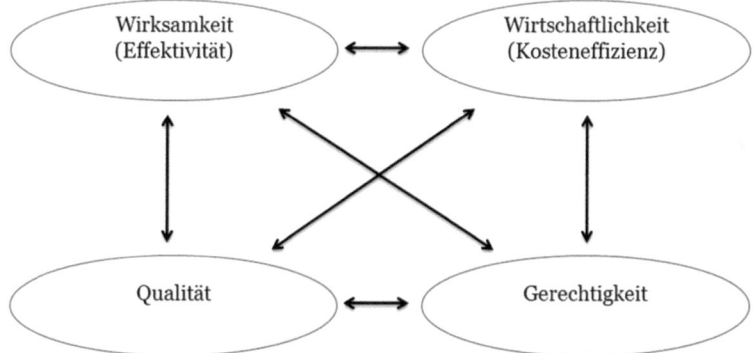

Abbildung 9: Viereck der Gesundheitsökonomie (in Anlehnung an Langes, 2009)

Zusätzlich zu den erläuterten Einflussfaktoren auf den unterschiedlichen Ebenen gibt es einige Besonderheiten des Gesundheitssystems, die dafür sorgen, dass die Arbeit nicht immer zu planen und vorherzusagen ist. Krankheiten können unterschiedliche Erscheinungsformen durch ungewöhnliche Symptomkombinationen aufweisen und die Therapie kann bei jedem Patienten andere Wirkungen auslösen, so dass der Umgang mit der Krankheit sowie eine systematische und gezielte Therapie, zusätzlich zur adherence und weiteren patientenindividuellen Faktoren, erschwert wird (Koppenberg & Moecke, 2011, S. 16). Die immer weitreichenderen medizinisch-technischen Möglichkeiten erhöhen den Komplexitätsgrad unmittelbar durch aufwändige Mensch-Maschine Interaktionen, aber auch indirekt durch mehr beteiligte Spezialisten und häufigere Verlegungen (Seifart, 2013, S. 165-166). Außerdem kommt es immer wieder zu unvorhergesehenen lebensbedrohlichen Situationen, die trotz mangelnden Wissens (über Erkrankung, Laborwerte, Allergien etc.) ein schnelles Handeln erfordern, aber aufgrund der genannten Rahmenbedingungen fehleranfälliger sind als kontrollierte geplante Handlungen (Rose, 2014, S. 28).

Dies erhöht die ohnehin große Komplexität von pflegerischen Handlungen und Interaktionen mit den Patienten. Diese verursachen Wirkungen und Sekundärwirkungen, die wiederum ein Netz an Primär- und Sekundäreffekten zur Folge haben und dadurch nicht vorherzusehen sind, wodurch es auch nicht möglich ist Fehler gänzlich zu vermeiden (Bienenstein & Rother, 2009, S. 82; Dörner, 2007, S. 59-62). Imhof umschreibt dies damit, dass Ursache und Wirkung nicht in „einer linearen Beziehung zueinander stehen" (2010, S. 20-21). Darüber hinaus ist das System Krankenhaus selbst ein fehleranfälliges komplexes Gebilde durch hohe technische Anforderungen, einer interprofessionellen Zusammenarbeit zahlreicher Spezialisten, die interdisziplinär und hierarchisch im Schichtsystem unter schwankenden Arbeitsbelastungen arbeiten. Bernsmann et al. (2002, S. 12) halten Krankenhäuser, aufgrund ihrer diversen horizontalen und vertikalen Strukturen, für die komplexeste Organisationsform, die zurzeit bekannt ist. Die Komplexität und Wahrscheinlichkeit für Fehler ist durch weniger organisatorische und kommunikative Defizite (weniger Schnittstellen) in anderen Sektoren zwar geringer (Jürgensen et al., 2013, S. 176), aber die übergeordneten Faktoren, die bezüglich des Patienten, Personalmangels etc. beschrieben wurden, gelten dort ebenfalls.

Anhand eines kleinen Beispiels aus dem Gesundheitswesen von Imhof (2010, S. 141) werde ich nun die Verkettung von Fehlern noch einmal praktisch verdeutlichen. In einem Berliner Krankenhaus wurden bei insgesamt 47 Patientinnen und Patienten zementpflichtige Kniegelenksprothese fälschlicherweise zementfrei implantiert. Dadurch waren die Prothesen verständlicherweise nicht stabil genug verankert und alle Betroffenen mussten erneut operiert werden, um den Fehler zu beheben. Bereits die Anzahl der Fehler lässt auf eine systemische Komponente schließen, die in diesem Fall in dem kleinen Detail bestand, dass die Herstellerfirma der Prothesen die Aufkleber auf den Verpackungen verändert hatte. Dadurch wurden diese im OP falsch gelagert und durch fehlende erneute Kontrolle falsch verwendet. „Es handelt sich bei vielen solcher Fehler um ein typisches Phänomen in komplexen Systemen: Je höher die Komplexität, desto eher können geringfügige Veränderungen…zum Zusammenbruch des gesamten Systems führen" (Imhof, 2010, S. 142).

3 Formen und Folgen von Pflegefehlern

In diesem Kapitel stelle ich unterschiedliche Formen und Folgen von Pflegefehlern dar und berücksichtige neben der offensichtlichen Patientenperspektive auch die Folgen für den Verursacher und für die Organisation. In einem kurzen Überblick über Aufgaben von Pflegekräften werden überdies Verantwortungsbereiche und somit Auftrittsorte für Pflegefehler aufgeführt.

Nachdem im vorherigen Kapitel dargestellt wurde, wodurch Fehler entstehen, wird hier das Thema Häufigkeit von (Pflege-)Fehlern aufgegriffen. Einen Einstieg bieten einige Überlegungen zu Fehlerhäufigkeiten aus unterschiedlichen Lebensbereichen, die von Eiff (2007, S. 19) aufführt. Ausgehend von einer 99%igen Sicherheit, die für die meisten Bereiche sicherlich als guter Wert angesehen und akzeptiert wird, machen die folgenden Beispiele deutlich, dass ein Fehleranteil von einem Prozent nicht überall ausreicht. Die Folgen wären beispielsweise

- „Jeden Monat eine Stunde verschmutztes Trinkwasser"
- „1600 Postsendungen, die jede Stunde durch die Post verloren gehen"
- „500 falsch durchgeführte chirurgische Operationen jede Woche"
- „22000 Schecks, die jede Stunde von falschen Bankkonten abgebucht werden"
- „Jede tausendste Bremsung eines Flugzeugs würde völlig versagen"

(Eiff, 2007, S. 19)

Eine erste grundsätzliche Orientierung, wie häufig Fehler passieren, bietet beispielsweise die folgende Darstellung von Thomeczek und Ollenschläger (2006, S. 355). In der Abbildung werden nominale menschliche Fehlerraten bei unterschiedlichen Tätigkeiten vorgestellt. In der Auflistung wird deutlich, dass die Wahrscheinlichkeit einen Fehler zu begehen in Abhängigkeit zur Komplexität der Aufgabe und den Rahmenbedingungen unter denen sie stattfindet, deutlich schwankt, wie bereits in den Kapiteln 2.5 und 2.7 verdeutlicht wurde.

Tätigkeit[a]	Wahrscheinlichkeit von mensch-lichen Fehlern (Anzahl der Fehler/ Anzahl der Fehlermöglichkeiten) [%]
Allgemeine Fehlerrate, z. B. Fehlablesung von Bezeichnungen	0,3
Allgemeine Irrtümer bei Abwesenheit von Erinnerungen	1,0
Allgemeine Irrtümer in dem Fall, wenn Vorgänge in Abläufe eingebettet sind, z. B. wenn die EC-Karte aus dem Automaten kommt, bevor das Geld ausgezahlt ist	0,3
Einfache Rechenfehler mit Selbstkontrolle, aber ohne die Rechnung auf einem separaten Blatt zu wiederholen	3,0
Kontrolleur oder Prüfer übersieht Fehler	10,0
Personal von verschiedenen Schichten versäumt es, den Zustand von Geräten zu kontrollieren, außer es liegt eine Checkliste oder eine schriftliche Anordnung vor	10,0
Allgemeine Fehlerraten bei hohem Stresslevel, wenn gefährliche Vorgänge regelmäßig vorkommen	25,0

[a]*Wenn nicht anders aufgeführt, wird angenommen, dass die Tätigkeiten nicht unter übermäßigem Stress ausgeführt wurden.*

Abbildung 10: Menschliche Fehlerraten (Thomeczek & Ollenschläger, 2006, S. 355)

Das einfache Ablesen fällt mit einer Fehlerwahrscheinlichkeit von 0,3% gering aus, Tätigkeiten wie etwa die Kontrollen durch einen Prüfer haben hingegen bereits eine 10%ige Chance auf einen Fehler. Die höchste Fehlerrate wird für Tätigkeiten unter hohem Stress bei gefährlichen Vorgängen angegeben und liegt bei 25%. Dies trifft auf Notfallsituationen, wie sie in der Pflege vorkommen, zu, aber auch die auf den ersten Blick geringe Fehlerwahrscheinlichkeit von 0,3% bei einfachen Aufgaben darf nicht unterschätzt werden. Das bereits bekannte Beispiel des Medikamentenfehlers verdeutlicht dies. Von der Anordnung eines Medikamentes bis zur Einnahme durch den Patienten gibt es eine Vielzahl von Teilschritten, die jeweils die Gefahr eines Fehlers in sich bergen (siehe Kap. 2.5). Es gilt: „Die Wahrscheinlichkeit, dass ein bestimmtes, von mehreren Einzelfaktoren abhängiges Ereignis eintritt, entspricht dem Produkt der Einzelergebnisse…" (Thomeczek & Ollenschläger, 2006, S. 356). Das heißt, je mehr Schritte oder Faktoren eine Handlung beinhaltet, desto größer ist die Fehlerwahrscheinlichkeit. Geht man beispielsweise von 20 Einzelfaktoren durch mehrere beteiligte Personen und Teilschritte aus und legt die Fehlerwahrscheinlichkeit von 0,3%, die bei Thomeczek und Ollenschläger (2006) beschrieben wird, zugrunde, kann damit eine Berechnung der Fehlerwahrscheinlichkeit erfolgen. Wenn p die Wahrscheinlichkeit für einen Fehler ist, ist 1-p die Wahrscheinlichkeit für *keinen* Fehler. Wenn bei allen n Fehlerquellen zusammen kein Fehler auftreten soll gilt: $(1-p)^n$. Die Wahrscheinlichkeit für einen Fehler ist in diesem Beispiel: $1- (1-0,003)^{20}$. Dies ergibt eine Fehlerwahrscheinlichkeit von etwa 5,8%. Dies kommt Studienergebnissen tatsächlich nahe, wie Pfistermeister und Maas (2013, S. 91) mit Verweis auf eine deutsche Studie, die bei 4,7% und internationale Studien die zwischen 3,8% und 6,5% liegen, verdeutlichen. In anderen Bereichen wurden ebenfalls Ergebnisse zu Fehlerquoten erhoben, beispielsweise hat eine Studie bei Intensivpatienten ergeben, dass 1,7 Fehler pro Tag pro Patient geschehen (Hubler, Mollemann, Metzler, & Koch, 2007, S. 1068). Eine andere multinationale Studie kommt auf 38,8 Ereignisse pro 100 Patiententage (Valentin, 2011, S. 234). Schrappe (2005) hat die Ergebnisse unterschiedlicher Studien zusammengefasst und bietet Orientierungswerte. Danach haben 5-10% der Patienten im Krankenhaus ein unerwünschtes Ereignis, „das in 2,5-5% auf einen Fehler zurückgeht" (Schrappe, 2005, S. 480). Deutlich wird in dem Artikel außerdem, dass die Ergebnisse unter anderem von der Art der Erhebung abhängig sind, so fielen beispielsweise die Ergebnisse von retrospektiven Analysen von Patientenakten mit 3-11 Ereignissen pro 100 Patientenaufnahmen niedriger aus als prospektive Studien, deren Ergebnisse bei 17,7% lagen. Eine Auflistung unterschiedlicher Erhebungsmethoden inklusive einer kurzen Beurteilung im Sinne von Vor- und Nachteilen bietet Wachter (2010, S. 4-7) und bestätigt außerdem, dass die Anzahl der identifizierten UEs abhängig von der Erhebungsmethode stark schwankt. Beim Versuch einen Überblick über Behandlungsfehler in der Akutmedizin zu geben konstatieren Pierre, Hofinger und Buerschaper (2005, S. 9) daher, dass die Daten unterschiedlicher Studien ein „sehr heterogenes Bild" wiedergeben. Dies kann auch auf die Ergebnisse aus anderen Bereichen übertragen werden, so dass keine exakten Zahlen zu nennen sind. Weitere Ergebnisse, die zur Orientierung dienen können, sind in der Tabelle 3 dargestellt.

Tabelle 3: Zahlen zur Patientensicherheit

Quelle	Zahlen zur Patientensicherheit
IOM-Report (2000)	44.000-98.000 Tote durch Behandlungsfehler in den USA
Landrigan et al. (2010)	Bei 2.341 untersuchten Patientenakten wurden 588 Patientenschäden nachgewiesen (25,1% der Einweisungen bzw. 56,5 Patientenschäden pro 1.000 Patienten-tage)
Begutachtungsstatistik 2013 (Singer et al., 2014)	14.585 Behandlungsfehlervorwürfe (etwa ein Viertel davon wurde bestätigt)
Bundesärztekammer (2014)	12.173 Anträge bei Gutachter und Schlichtungsstellen (ca. bei 1/3 Behandlungsfehler bejaht)

Die Ergebnisse des IOM-Reports sind bereits im ersten Kapitel aufgegriffen worden. Landrigan et al. (2010) führten eine retrospektive Studie durch und untersuchten Patientenakten auf Behandlungsfehler. Die Quote der Behandlungsfehler lag bei etwa 25% pro Einweisung. Erhoben wurden die Daten über einen Zeitraum von sechs Jahren um festzustellen, ob sich ein positiver Trend bezüglich der Fehlerquote entwickelt hat. Die Ergebnisse zeigten aber keine signifikante Verbesserung der Behandlungsfehlerquote. Die beiden Begutachtungsstatistiken, einerseits vom MDK und andererseits von der Ärztekammer, stellen Behandlungsfehlervorwürfe vor. Die Zahlen liegen mit 14.585 und 12.173 Anträgen im Verhältnis zu den insgesamt über 18 Millionen Behandlungen im Krankenhaus sowie etwa 540 Millionen im ambulanten Bereich auf einem sehr niedrigen Niveau (Jürgensen et al., 2013, S. 176). Zu beachten ist aber, dass die Statistiken eine genaue Häufigkeitsangabe der tatsächlichen Behandlungsfehler nicht ermöglichen, weil alleine jene Fälle, in denen Patienten erstens über die Möglichkeit eines Schlichtungsverfahrens überhaupt informiert waren und zweitens die Mühe auf sich genommen haben, dort berücksichtigt werden (Duttge, 2013, S. 135-136). Der Sachverständigenrat bestätigt (2003, S. 57), dass nur eine Minderheit der Betroffenen tatsächlich einen Behandlungsfehlerverdacht weiter verfolgt, somit dürfte die Dunkelziffer deutlich höher liegen. Ein wesentlicher Unterschied zwischen den beiden Statistiken zu Behandlungs-fehlervorwürfen besteht darin, dass der MDK auch mögliche Behandlungsfehler der Pflege prüft (Kaiser, 2014, S. 25). Auffällig ist dabei, dass deutlich weniger Vorwürfe gegenüber Pflegekräften erhoben werden – insgesamt lediglich 638 (4,4%) - aber die Bestätigungsquote fällt mit etwa 50% ca. doppelt so hoch aus wie bei den übrigen Fachgebieten (Singer et al., 2014, S. 9). Denkbar ist, dass zu Pflegekräften eine nähere Beziehung aufgebaut wurde und diese daher weniger häufig beschuldigt werden, oder dass die Patienten möglicherweise eher dazu neigen, Ärzte für Fehler verantwortlich zu machen. Dies sind allerdings nur Vermutungen, die mit Studien näher belegt werden müssten, da andere Einflussfaktoren, wie etwa die unterschiedlichen Aufgabenbereiche beider Berufsgruppen, zu berücksichtigen sind.

Abschließend kann festgehalten werden, dass keine eindeutigen Zahlen zur Häufigkeit von Behandlungs- oder auch speziell Pflegefehlern vorliegen. Dies ist unter anderem darauf zurückzuführen, dass ein großer Anteil der Fehler aufgrund ausbleibender bzw. geringer Folgen nicht identifiziert wird. Darüber hinaus ist es häufig nicht möglich ei-nen unmittelbaren kausalen Zusammenhang zwischen einer Maßnahme und negativen Auswirkungen festzustellen, weil die zahlreichen weiteren Einflussfaktoren und indivi-duell unterschiedlichen Wirkungen auf den Patienten die Komplexität des Systems zu stark erhöhen. Nicht zuletzt wird eine Vergleichbarkeit der Ergebnisse durch unter-schiedliche Erhebungsmethoden und nicht übereinstimmende Fehlerdefinitionen und –maßstäbe, wie sie am Beispiel des Arzneimittelfehlers in Kapitel 2.3 vorgestellt wur-den, deutlich eingeschränkt. Die zuvor dargestellten Ergebnisse können daher lediglich als Orientierungswerte dienen, aus denen allerdings bereits abgeleitet werden kann, dass Fehler im Gesundheitswesen nicht ignoriert werden dürfen.

3.1 Aufgaben der professionellen Pflege und daraus resultierende Fehlermöglichkeiten

Die Ursachen und komplexen Kontexte der Arbeit im Gesundheitswesen und die damit einhergehenden erhöhten Risiken für Fehler wurden bereits vorgestellt. Neben der Komplexität gilt für das Gesundheitsweisen außerdem, dass es sich dabei um einen Bereich handelt, der in einer sog. Hochrisikoumwelt (high risk environment) agiert. „Das sind Umwelten, in denen Fehler zu einer überdurchschnittlichen Gefahr für die Gesundheit und das Leben von Menschen oder Gefahren für die Umwelt führen" (Mistele, 2007, S. 1). Fehler stellen somit nicht nur ein ökonomisches Risiko, wie in vielen anderen Bereichen dar, sondern können gesundheitliche Folgen bis hin zum Tod nach sich ziehen. Um die Grundlagen für die unterschiedlichen Folgen von Pflegefehlern zu legen erläutere ich zunächst, welche Aufgaben Pflegende übernehmen.

Die Frage *„Was ist Pflege?"* beschäftigt die Pflegewissenschaft bereits lange Zeit und wird immer wieder diskutiert. Daher ist es schwer eine angemessene Antwort zu finden, die den vielfältigen und teils sehr unterschiedlichen Bereichen, Aufgaben und Anforderungen gerecht wird. Cash (1997, S. 47) folgert daher, dass es keine allgemeine Pflegetheorie (Pflegemodell) geben kann. Durch verschiedene Definitionen und Darstellung der Aufgabenbereiche aus unterschiedlichen Quellen soll aber eine Annäherung erreicht werden.

Eine Übersicht bietet unter anderem Meleis (2012, S. 89), die vier Eigenschaften der Pflege vorstellt:

- „Nature of nursing science as a human science
- Practice aspects of nursing
- Caring relationship that nurses and patients develop
- Health and wellness perspective"

Wie bereits erwähnt, gibt es eine Vielzahl an Definitionen, wobei keine allgemeingültig ist. Beispielhaft möchte ich zwei Definitionen wiedergeben, eine der am weitesten verbreiteten Definitionen bietet das ICN (2014):

„Nursing encompasses autonomous and collaborative care of individuals of all ages, families, groups and communities, sick or well and in all settings. Nursing includes the promotion of health, prevention of illness, and the care of ill, disabled and dying people. Advocacy, promotion of a safe environment, research, participation in shaping health policy and in patient and health systems management, and education are also key nursing roles".

Das International Council of Nurses deckt mit der Definition weite Teile der Pflege ab. Die Zielsetzungen der Pflege beziehen dabei explizit die Gesundheitsförderung mit ein und sind nicht nur auf den einzelnen Patienten beschränkt, sondern umfassen auch die Familie, Gruppen und Gemeinden. Außerdem werden in der weit gefassten Definition neben der direkten Pflege auch weitere Aufgaben wie etwa die Weiterentwicklung des Berufs mit einbezogen. Insgesamt bietet die Definition des ICN eine gute und komplexe Übersicht der Pflege. Ergänzend möchte ich nun noch eine deutsche Definition von Krohwinkel (2007, S. 33) aufgreifen:

„Primäre pflegerische Zielsetzung sind das Erhalten, Fördern beziehungsweise Wiedererlangen von Unabhängigkeit und Wohlbefinden der pflegebedürftigen Person in ihren Aktivitäten des Lebens und in ihrem Umgang mit existentiellen Erfahrungen des Lebens. Um dies zu erreichen, sind insbesondere auch die Fähigkeiten der pflegebedürftigen Person und/oder ihrer persönlichen Bezugspersonen (z. B. Angehörige oder Lebenspartner) gezielt und systematisch zu erfassen, zu stützen und zu fördern."

Diese Definition ist deutlich enger gefasst und bezieht sich ausschließlich auf direkte Pflegeleistungen. Der Mehrwert und die Begründung diese Definition zusätzlich aufzuführen besteht darin, dass durch den Begriff des *Wohlbefindens* (siehe auch Meleis, 2012), die subjektive Sicht deutlicher einbezogen wird als es der Begriff *advocacy* vermag. Darüber hinaus wird das Nutzen der Ressourcen, sowohl des Patienten als auch der Bezugspersonen, explizit als Aufgabe der Pflege hervorgehoben. Daher ergänzen sich beide Definitionen und bieten gemeinsam einen guten Überblick darüber, was unter Pflege zu verstehen ist.

„Die Behandlung von Patienten ist eine zweiseitige personenbezogene Dienstleistung, d. h. eine Dienstleistung am kranken Menschen durch Ärzte, Pflegende und andere medizinische Berufe…" (Heusinger & Schenkel-Häger, 2007a, S. 114). Was die Aufgaben der Pflege angeht, so lassen diese sich, in Anlehnung an das Krankenpflegegesetz, grob in zwei Bereiche unterteilen. Zum einen haben Pflegende die Aufgabe bei der Heilung, Erkennung und Verhütung von Krankheiten mitzuwirken. Zum anderen führen Pflegekräfte eigenverantwortlich Maßnahmen im Rahmen des Pflegeprozesses durch und sichern die Qualität der Pflege. Gesondert wird außerdem noch auf die Anleitung und

Beratung des Patienten (Bezugspersonen) zur individuellen Auseinandersetzung mit Gesundheit und Krankheit verwiesen. Die pflegerische Perspektive befasst sich somit nicht nur mit der Behandlung der *Krankheiten*, sondern berücksichtigt auch das *Kranksein*. Damit sind die individuelle Auseinandersetzung und das Erleben der Krankheit gemeint. Dazu gehört z. B. die Vorstellung des Patienten, warum er krank ist und welche Bedeutung er der Krankheit beimisst. Zur Vertiefung des Themas sei auf Kleinman (1980, 1988) verwiesen. Zusammenfassend lässt sich festhalten, dass der Interaktionsprozess mit dem Patienten von zentraler Bedeutung im Pflegeprozess ist und durch Kommunikation, Austausch über Werte, Ansichten und Gefühle sowie den Beziehungsaufbau gekennzeichnet wird (Bobbert, 2012, S. 59-60; Kersting, 2011, S. 18; Monteverde, 2012, S. 27). Gespräche können Ängste nehmen, unterstützen, aufklären und ermutigen. Zusammen mit seelischer Unterstützung tragen sie nachweislich zur Genesung bei und „Menschen, die sich individuell angesprochen und wertgeschätzt fühlen, bewegen sich besser, essen und trinken mit Appetit, achten auf ihre Körperpflege und spüren weniger Schmerz" (Zegelin, 2013, S. 638-639).

Die Ausführungen verdeutlichen, dass die Intuition (siehe Kap. 2.4) oder auch Empathie Kernelemente der Pflege sind. Gleichzeitig erschwert dieser Umstand aber auch eine objektive Beurteilung, ob ein bestimmtes Verhalten richtig oder falsch in der jeweiligen Situation ist (Dreyfus & Dreyfus, 2000, S. 65). Im Gegensatz zur Behandlung von Krankheiten ist nämlich der Umgang mit dem Kranksein deutlich schwerer dichotom zu beurteilen. Dieses Problem lässt sich zwar nicht vollständig lösen, aber die folgenden Ausführungen geben einige Hinweise. Die erste Möglichkeit besteht darin, einen Fehler nicht von außen bestimmen zu wollen, sondern eine subjektive Sicht einzunehmen, d. h. von einem empfundenen Fehler zu sprechen, der eine Bedrohung für das Wohlergehen des Patienten darstellt (Kiesewetter et al., 2013, S. 215). Eine andere Möglichkeit bietet das folgende Zitat:

> „Man kann des weiteren (sic!) ausführlich beschreiben, wie einzelne Kulturen, Familien und Individuen die sie umgebende Welt strukturieren. Wenn die Bedeutungen die gleichen sind, lassen sich typische Fälle auswählen und beschreiben, um darzustellen, worauf es ankommt und welche Möglichkeiten in typischen Situationen gegeben sind und welche nicht. Im Anschluß daran kann man zwischen erfolgreichen und weniger erfolgreichen Interventionen qualitative Unterscheidungen herstellen" (Dreyfus & Dreyfus, 2000, S. 66).

Bestimmte Situationen und Handlungen wiederholen sich in ähnlicher Form, beispielsweise reagieren zwar Patienten unterschiedlich auf die Nachricht unheilbar erkrankt zu sein, aber dennoch gibt es einige grundsätzliche Verhaltensvorgaben für Ärzte und Pflegende, die allgemein anerkannt sind. Werden diese Grundsätze beim Handeln nicht berücksichtigt kann demzufolge von einem Fehler gesprochen werden. Einige Beispiele für Fehler im Krankenhaussektor stellt Löber (2011) anhand einer Matrix vor (Abb. 11). Als Strukturierung werden horizontal die Primärprozesse, die ein Patient im Rahmen des Krankenhausaufenthaltes durchläuft, verwendet. Zusätzlich werden vertikal die Fehler in drei Taxonomieebenen unterteilt, die in dieser Arbeit aber nicht relevant sind (siehe Kap. 2.5).

Primär-prozess/ Regulations-ebene	Eintritt	Anamnese	Diagnose	Therapie	Pflege	Austritt und Nachsorge
Fähigkeits-basierte Ebene	Falsche Dateneingabe Rechtschreibe-fehler	Unterlassene Fragen	Versehentliche Probenver-wechslung	Medikamenten-gabe an den falschen Patienten	Mangelnde Sorgfalt/ Unterlassung einer Handlung	Versäumnis, eine Epikrise anzufertigen
Regelbasierte Ebene	Übersehen von Vorbehand-lungen	Unsachgemäß formulierte Fragen	Fehlerhafte Interpretation von Bilddaten	Versäumnis, Nahrungskarenz vor der Anästhesie zu erfragen	Dokumenta-tionsfehler	Mangelnde Aufklärung des Patienten in Bezug auf Folgemedikation
Wissens-basierte Ebene	...	Fehlerhafte Interpretation der Patientenan-gaben	Fehlerhafte Interpretation von Bilddaten	Physischer Operationsfehler	Irrtümliche Anwendung einer Pflegehandlung	...

Abbildung 11: Exemplarische Fehler im Krankenhaus (Löber, 2011, S. 228)

Die vorgestellten Fehler haben exemplarischen Charakter und lassen sich größtenteils auf andere Sektoren übertragen, da etwa Dokumentationsfehler, Medikamentengabe oder auch fehlerhafte Interpretation der Patientenangaben nicht sektorspezifisch sind. Darüber hinaus sind Pflegekräfte, wenn auch nicht hauptverantwortlich, so doch zumindest im Rahmen der Mitarbeit an den Maßnahmen beteiligt, so dass sie auch dazu beitragen, ob die Maßnahme richtig oder falsch durchgeführt wird. Die Übersicht ermöglicht daher eine Vorstellung darüber, welche Pflegefehler sich ereignen können. Die möglichen Folgen von unterschiedlichen Pflegefehlern werden im folgenden Kapitel vorgestellt.

3.2 Folgen von Pflegefehlern differenziert nach Betroffenengruppen

3.2.1 Patient und Angehörige

Das Grundgesetz schützt im zweiten Artikel das Recht auf Leben und körperliche Unversehrtheit (Art 2 (2) GG) und verdeutlicht den großen Stellenwert des Lebens und der Gesundheit bzw. körperlichen Unversehrtheit. Bergmann (2007, S. 85) bezeichnet es auch als das *höchste Rechtsgut* des Menschen. Da Behandlungsfehler, unabhängig davon wer sie letztlich verursacht, eben dieses Rechtsgut gefährden, kommt dieser Dimension eine besondere Bedeutung zu. Durch die Ausführungen des vorangegangenen Kapitels wurde dargestellt, welche Aufgaben die Pflege im Gesundheitswesen übernimmt. Die offensichtlichsten Auswirkungen betreffen die Gesundheit, da dies die primäre Zielgröße im *Gesundheits*wesen ist. Abhängig von der betroffenen Handlung und Art des Fehlers können UEs zwar teilweise folgenlos bleiben, aber auch unterschiedlich schwere Folgen für den Patienten nach sich ziehen. Das Spektrum reicht dabei von leichten temporären körperlichen Folgen, über permanente physische Einschränkungen bis hin zum Tod des Betroffenen.

Eine weitere wesentliche Dimension neben den physischen Folgen stellen die psychosozialen Auswirkungen von Behandlungsfehlern dar. Körperliche Schäden und Folgen sind für den Außenstehenden leichter zu erkennen und stehen daher auch häufiger im Fokus. In einigen Fällen sind aber die psychosozialen Schäden weitaus bedeutender und bedürfen, gerade weil sie häufiger übersehen und unterschätzt werden, besonderer Aufmerksamkeit und z. T. auch Behandlung. Wird etwa das Inkontinenzmaterial bei einem Patienten nicht erneuert, ist einerseits das Dekubitusrisiko erhöht, aber vor allem betrifft es die Würde dieser Person, die durch den ersten Artikel des Grundgesetzes geschützt wird. Mit dem folgenden konstruierten Beispiel möchte ich einige mögliche psychosoziale Folgen plastischer darstellen:

Herr P. ist nach einem Autounfall ins Krankenhaus eingeliefert worden und dort wurden eine leichte Gehirnerschütterung sowie mehrere gebrochene Finger diagnostiziert. Der zuständige Pfleger K. legt beim Patienten einen Gipsverband an und weist den Patienten darauf hin, dass er in fünf Wochen zur Entfernung des Gipsverbandes wiederkommen soll. Da Herr P. kaum Deutsch spricht, versucht er den Pfleger durch Schmerzmimik und weitere Gestik zu verdeutlichen, dass der Verband drückt und unangenehm ist.

Pfleger K. missdeutet die Ursache für die Schmerzen des Patienten und gibt ihm nach Rücksprache mit dem Arzt eine Packung Schmerzmittel mit nach Hause und weist erneut auf den Termin in fünf Wochen hin. Als Herr P. zur geplanten Gipsentfernung in die Ambulanz kommt, wird festgestellt, dass der Gips nicht richtig angelegt wurde und dass Herr P einige Finger daher nicht mehr voll bewegen kann. Dies ist für ihn ein großer Schock, weil er Berufsmusiker ist und Musik sein Traumberuf war. Darüber hinaus hat er keine andere Ausbildung und durch seine eingeschränkten Sprachkenntnisse wird es für ihn sicher schwierig werden eine neue Arbeit zu finden.

Dieses fiktive Beispiel zeigt im Ansatz einige mögliche psychische und soziale Folgen die ein Behandlungsfehler auslösen kann. Die Einschränkung der Fingerbeweglichkeit würde bei vielen anderen Personen nicht so stark ins Gewicht fallen, da der normale (Berufs-)Alltag dadurch kaum eingeschränkt wird. Für Herr P. ist dadurch aber die Existenzgrundlage für sich und seine Familie gefährdet und sein Lebenstraum wurde zerstört mit den potentiell psychischen Folgen. Im Extremfall könnte darüber hinaus außerdem die Aufenthaltserlaubnis an den Arbeitsplatz gebunden sein und möglicherweise zu einer Ausweisung führen.

Die Auswirkungen beschränken sich also nicht auf den Patienten, sondern können sich auf das soziale Umfeld, insbesondere auf die Familie, ausweiten. Darüber hinaus zeigen Patienten „ausgesprochen schwere und komplexe emotionale Reaktion, wenn es zu unerwünschten Ereignissen kommt. Furcht, Angst, Depression, Wut, Frustration, Vertrauensverlust und ein Gefühl der Isolation sind häufige Reaktionen" (Patientensicherheit, 2009, S. 15) und bei lebensbedrohlich empfundenen Geschehen können quälende Erinnerungen, emotionale Abstumpfung oder auch Flashbacks auftreten. Ähnlich schwere emotionale und psychologische Auswirkungen zeigen sich auch bei den Angehörigen und können sich auch auf die Beziehungen innerhalb der Familie auswirken, bis hin zur Scheidung (Vincent & Page, 2009, S. 181-182). In Anlehnung an Stauss (2010) werden drei Grundbeziehungen durch die zwischenmenschliche Leiderfahrung verletzt (zitiert in Schäfer und Fröhlich-Güzelsoy, 2013, S. 267-268). Die Beziehung zu sich selbst ist durch Verzweiflung oder auch Zynismus gekennzeichnet. Ein wahrgenommener Kontrollverlust kann Ohnmachtsgefühle entstehen lassen und zu einem Vertrauensverlust und einer Angst um die eigene Sicherheit führen und somit die Beziehung zum Gegenüber betreffen. Dieser Vertrauensverlust wiederum kann dazu führen, dass Maßnahmen und Hilfestellungen abgelehnt werden und somit die Versorgungsqualität zusätzlich beeinträchtigt wird. Als dritte Ebene ist eine Veränderung der Weltanschauung und

Werte möglich. Die betroffenen Dimensionen von Pflegefehlern können, wie exemplarisch dargestellt wurde, sehr unterschiedlich ausfallen und sind in großem Maße von der Bedeutungszuschreibung und den Rahmenbedingungen des Patienten abhängig. Darüber hinaus beschreiben Vincent und Page (2009, S. 181), dass der Patient und seine Angehörigen nicht nur unter dem Schadensereignis selbst leiden, sondern auch durch einen unsensiblen und unangebrachten Umgang mit dem Ereignis.

3.2.2 Verursacher (*second victim*)

In der Folge eines Behandlungsfehlers besteht die Möglichkeit, dass neben dem Patienten als unmittelbarem Opfer auch der Verursacher als zweites Opfer (*second victim*) betroffen ist. Aufgrund der vielfach kooperativ erbrachten Leistung können alle beteiligten Mitarbeiter zum second victim werden. Pflegende und Ärzte sind durch ihre direkt am Patienten durchgeführten Handlungen primär betroffen.

Eine wesentliche Ursache für die negativen Auswirkungen auf den Verursacher besteht darin, dass die Fehler in der Regel durch Absichtslosigkeit gekennzeichnet sind und oft sogar entgegengesetzt zum Eigenen Wunsch „*Gutes zu tun*" erfolgen (Schäfer & Fröhlich-Güzelsoy, 2013, S. 267). Hier kommt die bereits in Kapitel 2.2 dargestellte Vorstellung zum Tragen, dass Fehler mit Versagen und weiteren negativen Assoziationen verbunden werden. Da die damit einhergehenden Probleme aber weniger offensichtlich sind, lag der Fokus von Forschungsvorhaben meist auf anderen Aspekten, mittlerweile liegen aber international Studien zu diesem Thema vor. Eine systematische Übersichtsarbeit von Sirriyeh, Lawton, Gardner, und Armitage (2010) untersuchte 24 qualitative und quantitative Studien, überwiegend aus den USA und Europa. Durch die sehr unterschiedliche Ausrichtung und stark differierende Erhebungsmethoden konnte zwar einerseits eine große Bandbreite an Ergebnissen erfasst werden, andererseits ist ein Vergleich dadurch deutlich erschwert. Trotz dieser Schwierigkeiten und einiger methodischer Grenzen der untersuchten Studien, konnten vielfältige Auswirkungen auf den Verursacher des UEs erfasst werden. Neben den überwiegend fokussierten negativen Auswirkungen, sowohl auf den Arbeits- als auch den Privatbereich, wie etwa Schuldgefühle, Angst oder auch Selbstzweifel, wurde auch ein Potenzial für positive Folgen z. B. in Form von erhöhtem Vertrauen und besseren Beziehungen zu Arbeitskollegen beschrieben. Weitere Einflussfaktoren auf die Reaktion des Verursachers nach dem UE liegen vermutlich in der Schwere des Patientenschadens, der Fehler-/Sicherheitskultur der Einrichtung oder auch der individuellen Persönlichkeit. Genauere Daten liegen laut

dieser Studie allerdings bisher dazu nicht vor. Eine gute Übersicht über die unterschiedlichen Folgen bieten Schäfer und Fröhlich-Güzelsoy (2013, S. 270-271). Sie unterteilen
die Symptome in insgesamt fünf Kategorien, die in der Abbildung 12 auch visuell dargestellt werden.

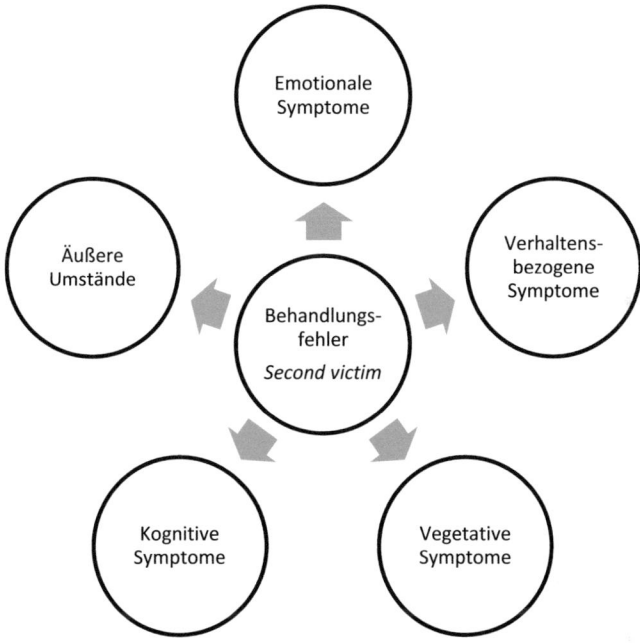

Abbildung 12: Folgen von Behandlungsfehlern beim *second victim* (Eigendarstellung)

Neben den bereits angesprochenen emotionalen Symptomen, wie etwa dem existentiellen Gefühl der Scham (Schmidt, 2013, S. 296), kommt es bei einigen Betroffenen auch
zu Unsicherheit, verringerter Arbeitszufriedenheit oder auch Depressionen bis hin zum
Suizid. Diese Aspekte werden unter dem Punkt verhaltensbezogene Symptome subsu-
miert. Als dritte Kategorie werden vegetative Symptome genannt, wie etwa Konzentra-
tionsschwäche, Schlafstörungen oder auch persistierende Tachykardie. Darüber hinaus
sind auch kognitive Symptome erfasst worden, zu denen quälende Fragen („warum
ich?"), das Grübeln und die Sorge Erwartungen nicht erfüllt zu haben, oder auch ein
verändertes berufliches Selbstbild zählen. Als letzte Kategorie werden äußere Umstände
aufgeführt, darunter fallen Ängste vor Reputationsverlust bzw. vor sozialem und beruf-
lichen Statusverlust sowie Sorgen vor gerichtlichen Konsequenzen. Trotzdem halten
Schäfer und Fröhlich-Güzelsoy (2013, S. 271) fest, dass einige dieser zunächst negativ

attribuierten Emotionen wie Schuldgefühle oder Traurigkeit auch „adäquate und sehr hilfreiche Reaktionen auf solch ein Ereignis darstellen", weil sie zum Handeln motivieren und Veränderungsbereitschaft fördern.

Abschließend soll hier eine weitere, in Deutschland durchgeführte Studie, vorgestellt werden. Habermann, Cramer und Foraita (2012) haben zunächst eine qualitative Vorstudie durchgeführt und danach einen Fragebogen entwickelt, der als Erhebungsinstrument für eine quantitative Studie an 1100 deutschen Pflegenden in stationären Einrichtungen verwendet wurde. Im Ergebnis werden die bereits ausgeführten vielfältigen Folgen für betroffene Pflegende auch für Deutschland bestätigt. Darüber hinaus heißt es in den Schlussfolgerungen, dass „in Anbetracht der zu vermutenden erheblichen Belastungen Pflegende unabhängig vom Setting Unterstützung bei der Bewältigung erlebter Fehlergeschehnisse benötigen" (Habermann et al., 2012, S. 257).

Die vielfältigen negativen Auswirkungen, die durch Fehler verursacht werden, dürften die Ursache dafür sein, dass etwa 50% der Befragten Schwierigkeiten angeben über Fehler zu sprechen. Meine eigenen Erfahrungen decken sich mit diesen Erkenntnissen, da Fehler nur selten im Team angesprochen wurden oder zum Teil auch auf die falsche Art und Weise. Ein zentrales Kriterium, um die Hemmschwelle für offene Gespräche über Fehler zu senken, besteht in der Reaktion der anderen Mitarbeiter im Umgang mit dem begangenen Fehler. Sie können entweder hilfreich bei der Bewältigung unterstützen oder ein Hindernis bzw. sogar Auslöser weiterer Probleme sein. Im 4. Kapitel wird dies noch ausführlicher thematisiert. Die Unterstützung durch Führungspersonen, Kollegen und eine allgemeine Organisationsentwicklung sind daher von besonderer Bedeutung, zumal dadurch nicht nur die Mitarbeiter geschützt werden. Denn die Studie weist außerdem auf Verbindungen zur Patientensicherheit hin, da die Leistungsfähigkeit durch Schlafmangel und andere körperliche Symptome eingeschränkt wird und die negativen psychischen Folgen bei der Arbeit ablenken.

3.2.3 Organisation

„If you think, safety is expensive, try an accident!" (Rall & Oberfrank, 2013, 209).

Dieses etwas überspitzte Zitat weist auf zwei Sachverhalte hin. Die ökonomische Perspektive hat häufig eine kurzfristige Ausrichtung, so dass Bemühungen überwiegend auf direkte Kostenvermeidung ausgerichtet sind. In diesem Fall sind die ersten Kosten unterschiedliche Maßnahme um Fehler zu vermeiden (siehe Kap. 4.2). Das Problem ist, dass es zwischen finanziellen Erfolgszahlen und der Vermeidung von Patientenschädigungen keinen direkten Zusammenhang gibt, im Sinne einer *pay for performance,* und dass die Wirkung der Maßnahmen nur bedingt quantifiziert werden kann (Middendorf, 2007, S. 239). Die Kosten von Unfällen sind aber, wie das Zitat verdeutlicht, ungleich höher und sollten daher alleine aus ökonomischer– zusätzlich zur ethisch-moralischen Sicht - vermieden werden.

Die Gründe für erhöhte Behandlungskosten können darin bestehen, dass die Behandlung länger dauert und sich in einer entsprechend erhöhten Verweildauer niederschlägt, die durch die Fallpauschalen zu Lasten der Institution gehen. Weitere Kosten können durch zusätzliche therapeutische Behandlungen entstehen, wie Physiotherapie, Antiobiotikertherapie oder auch Nachoperationen. Außerdem können schwere und insbesondere nicht reversible Patientenschäden für Krankenhäuser, ambulante Pflegedienste, Pflegeheime, Rehabilitations-Einrichtungen etc. hohe Schadensersatzklagen und Schmerzensgelder verursachen. Weidinger (2014, S. 160) schreibt, dass sich die Kosten besonders dramatischer Fälle ohne Weiteres auf drei Millionen Euro belaufen können. Da dies für Institutionen ein großes und schwer kalkulierbares Risiko darstellt, wird über eine Betriebshaftpflichtversicherung das Risiko verteilt. Als Voraussetzung für diese Versicherung verlangen die Haftpflichtversicherer inzwischen Nachweise von Präventionsmaßnahmen, um die Risikoquote der Institution zu senken (Gausmann, 2007, S. 207). Zu den Gesamtkosten aus den Betriebshaftpflichtversicherungen liegen keine aktuellen Daten vor, aber Bergmann (2007, S. 85) schätzt die Kosten alleine für Krankenhäuser auf 400 Millionen Euro, ausgehend von älteren Daten und der steigenden Tendenz Behandlungsfehlern nachzugehen. In den USA verursachen Schäden 3-4% der Gesamtkosten des Gesundheitssystems (Rall & Oberfrank, 2013a, S. 209).

Neben diesen unmittelbaren Kosten für Versicherungsbeiträge wirkt aber zusätzlich noch der mit Behandlungsfehlern einhergehende und zum Teil sehr beträchtliche Imageschaden, der indirekt durch sinkende Patientenzahlen ökonomisch wirksam wird. Als Beispiel kann ein Fuldaer Krankenhaus dienen, in dem 2007 mehrere Patienten von insgesamt 300 Betroffenen aufgrund einer Salmonellenerkrankung verstarben. Trotz bis dato guter Zahlen und Leistungen des Krankenhauses hat der massive Imageschaden – auch aufgrund mangelnder Öffentlichkeitsarbeit und Aufklärungspolitik – die Patientenzahlen drastisch einbrechen lassen (Schnack, 2010, S. 2). Durch die freie Wahl des Leistungserbringers hat der Patient eine gewisse Machtposition erworben. Imhof formuliert daher treffend: „Im modernen, ökonomisch durchgestylten Medizinbetrieb ist der

Patient zu einem Marktobjekt geworden. Der Patient ist zu einem wichtigen Glied in der multimilliardenschweren Wertschöpfungskette Gesundheit aufgestiegen und weiß auch um seinen Wert" (2010, S. 217). Es liegt daher im eigenen Interesse der Institutionen ein gutes Risikomanagement zu etablieren und Fehler zu vermeiden.

3.3 Gesonderte Betrachtung der rechtlichen und ethisch-moralischen Dimension

„Verurteile keinen, ehe Du in seiner Lage warst" *Talmud (Mitarbeitermotivation - treffend verpackt, 2013, S. 31)*

Die Schuld-Frage spielt bei Fehlern allgemein und auch für Pflegefehler im Besonderen eine wichtige Rolle. Um sich diesem Bereich zu nähern, der auch Auswirkungen im Sinne von Folgen für Betroffene hat, ist die Darstellung von zwei weiteren Dimensionen entscheidend, die bisher noch weitestgehend unberücksichtigt geblieben sind. Zum einen geht es um die rechtliche Dimension, die sowohl Rahmenbedingungen deutlich beeinflusst und juristische Folgen beinhaltet, und zum anderen um die ethisch-moralische Dimension. Beide werden nun gesondert betrachtet und erläutert.

3.3.1 Rechtliche Dimension

Im Kapitel 2.7 wurden bereits einige Rahmenbedingungen vorgestellt, die Einfluss auf Fehlerursachen ausüben. Als Beispiel ist unter anderem der Gesetzgeber genannt worden, der durch rechtliche Vorgaben insbesondere wirtschaftliche Folgen für Organisationen hat. Neben dem Krankenhausfinanzierungsgesetz und einigen weiteren damit verbundenen Gesetzen und Verordnungen sind auch einige Gesetze erlassen worden, die direkt oder indirekt dem Bereich der Behandlungsfehler zuzuordnen sind, auch wenn an dieser Stelle nur eine Übersicht (siehe Abb. 13) und keine komplette Darstellung erfolgen kann. Vor allem aus dem StGB und BGB können nur exemplarisch einige bedeutende Paragraphen aufgegriffen werden. Für weitere Ausführen verweise ich auf Großkopf und Klein (2012).

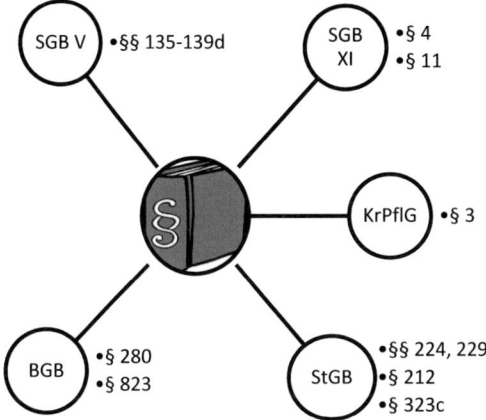

Abbildung 13: Übersicht von relevanten Gesetzen bezogen auf Pflegefehler (Eigendarstellung)

Von den Sozialgesetzbüchern sind vor allem das Fünfte zur Gesetzlichen Krankenversicherung und das Elfte zur Sozialen Pflegeversicherung relevant. Im neunten Abschnitt des SGB V wird die „Sicherung der Qualität der Leistungserbringung" festgelegt (§§135-139d). Neben der Wirtschaftlichkeit werden die Leistungserbringer außerdem zur „Sicherung und Weiterentwicklung der Qualität der von ihnen erbrachten Leistungen verpflichtet" (§135a (1) SGB V) und das Institut für Qualität und Wirtschaftlichkeit im Gesundheitswesen ist als unabhängige Organisation, unter Trägerschaft des Gemeinsamen Bundesausschusses, mit der Bewertung von Therapien und Diagnostiken im Sinne einer Evidenzbasierung beauftragt (§ 139a SGB V). Art und Umfang der Leistungen in der sozialen Pflegeversicherung werden in § 4 näher festgelegt und im dritten Absatz wird analog zur gesetzlichen Krankenversicherung auch dort festgehalten, dass die Leistungen wirksam und wirtschaftlich erbracht werden müssen. Diese Gesetze sind zwar nicht explizit auf Behandlungsfehler ausgerichtet, aber die Qualitätssicherung kann als Teilaspekt des Risikomanagements aufgefasst werden (siehe Kap. 4.1). Ergänzt werden diese Gesetze durch § 11 (1) SGB XI, in dem geregelt ist, dass Pflegeeinrichtungen ihre Leistungen (Pflegen, Versorgen und Betreuen) „entsprechend dem allgemein anerkannten Stand medizinisch-pflegerischer Erkenntnisse [durchführen und] Inhalt und Organisation der Leistungen haben eine humane und aktivierende Pflege unter Achtung der Menschenwürde zu gewährleisten."

Zusätzlich zu diesen auf die Leistungserbringer ausgerichteten Gesetzen, die nur indirekt das Handeln von Pflegenden beeinflussen, beinhaltet das Krankenpflegegesetz direkte Vorgaben für Pflegende. In §3 (1) KrPflG heißt es, dass die Ausbildung „entsprechend dem allgemein anerkannten Stand pflegewissenschaftlicher, medizinischer und weiterer bezugswissenschaftlicher Erkenntnisse…" erfolgt. Somit wird durch das Krankenpflegegesetz explizit die wissenschaftliche Fundierung der pflegerischen Handlungen hervorgehoben.

Weitere bedeutende Regelungen betreffen das Zivil- und Strafrecht. Das Strafrecht dient der Erhaltung der Grundwerte und der Bewahrung des Rechtsfriedens innerhalb der Gesellschaft, indem sozialschädliche Verhaltensweisen unter Strafandrohung verboten werden (Großkopf & Klein, 2012, S. 35). Im Strafprozess wird überprüft, ob ein Strafanspruch des Staates begründet ist, weil bestehende Strafvorschriften verletzt wurden (Kostorz, 2009, S. 16). Für die Feststellung bzw. Begründung der Strafbarkeit findet eine dreistufige Überprüfung des Delikts statt (siehe Abb. 14).

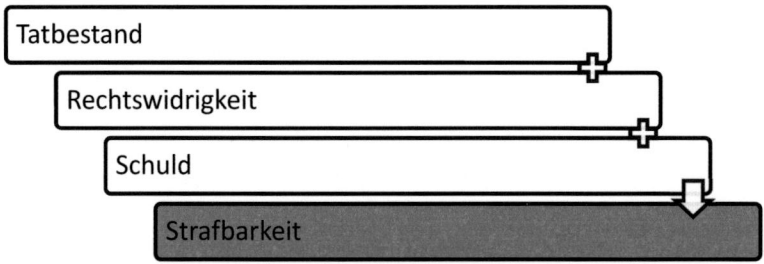

Abbildung 14: Strafbarkeitsmerkmale (Eigendarstellung)

Tatbestand meint, dass eine Handlung per Gesetz unter Strafe gestellt wird. Bei der *Rechtswidrigkeit* wird überprüft, ob für die Handlung Rechtfertigungsgründe wie etwa Notwehr oder Selbsthilfe vorliegen. Im dritten Schritt wird zunächst überprüft, ob der Täter *schuld*fähig ist, indem dieser auf seelische Störungen gemäß § 20 StGB untersucht wird. Ist der Täter schuldfähig wird außerdem noch kontrolliert, ob Entschuldigungsgründe vorliegen, etwa durch einen entschuldigenden Notstand (§ 35 StGB). Entscheidend bei der Überprüfung der Strafbarkeit ist, dass alle drei Ebenen bejaht werden müssen. Es genügt also beispielsweise nicht, dass sowohl die Tatbestandsmäßigkeit als auch eine Rechtswidrigkeit vorliegt, wenn ein Verschulden des Täters ausgeschlossen wird (Großkopf & Klein, 2012, S. 47). In diesem Fall könnte der Täter also strafrechtlich nicht belangt werden. Beispiele für Straftaten, die das Gesundheitswesen betreffen, sind fahrlässige (§ 229) oder gefährliche (§ 224) Körperverletzungen, unterlassene Hilfeleistung (§ 323c) oder auch Totschlag (§ 212), aber auch nicht physische Schäden verursachende Handlungen wie etwa die Verletzung von Privatgeheimnissen (§ 203) oder die Freiheitsberaubung (§ 239).

Die zivilrechtliche Haftung zielt darauf ab festzustellen, wer für einen eingetretenen Schaden Ersatz zu leisten hat, wobei zu beachten ist, ob es sich um vertragliche oder deliktische Haftung handelt. Darüber hinaus wird auch der Umfang des Ersatzes bestimmt. Bei der vertraglichen Haftung (§ 280 Abs. 1 BGB) kann der Gläubiger Ersatz verlangen, wenn der Schuldner eine Pflicht aus dem Schuldverhältnis verletzt und ihm dadurch ein Schaden entsteht. „Die Regelung in § 276 Abs. 1 BGB bestimmt, dass der Schuldner Vorsatz und Fahrlässigkeit zu vertreten hat" (Pauli, 2013, S. 116). Das bedeutet, ein Patient hat ein Anrecht auf Schadensersatz gegenüber dem Krankenhaus, Pflegeheim etc., aufgrund der Arbeitnehmerhaftung ist aber auch ein Rückgriff auf Beschäftigte durch den Schadensersatzpflichtigen, sprich das Krankenhaus etc. möglich (Kostorz, 2009, S. 5-7). Bei der Entscheidung, ob ein Organisationsfehler vorliegt wird überprüft, inwiefern ein allgemein anerkannter Stand guter Organisation „unterschritten und dadurch eine Rechts(guts)verletzung beim Patienten verursacht wurde" (Pauli, 2013, S. 115). Bei der deliktischen Haftung, die in § 823 Abs. 1 BGB festgelegt ist, wird der Verursacher des Schadens zum Ersatz verpflichtet, wenn dieser widerrechtlich erfolgte. Außerdem wird dabei vorausgesetzt, dass unter Vorsatz oder Fahrlässigkeit gehandelt wurde (Riehle & Hoffmann, 2005, S. 687). Die Fahrlässigkeitsdefinition gilt also für vertragliche und deliktische Fahrlässigkeitshaftung gleichermaßen. Das Zivilrecht zielt darauf ab festzustellen, ob Schadensersatz zu zahlen ist. Dazu wird überprüft, ob der objektive Sorgfaltsmaßstab eingehalten wurde, Rechtfertigungsgründe bleiben dabei außen vor (Krempel, 2014, S. 142). Auch wenn die Fahrlässigkeitshaftung kontrovers diskutiert wird, bietet Pauli eine meiner Meinung nach treffende Stellungnahme, der ich mich anschließen möchte.

> „Da es, anders als im Strafrecht, bei der zivilrechtlichen Haftung nicht um die Ahndung einer persönlichen Schuld, sondern um die haftungsrechtliche Einordnung von Qualitätsmängeln geht, hat der zivilrechtliche Sorgfaltsmaßstab anzugeben, welches Verhalten von einem aufmerksamen Arzt bzw. Pfleger in der jeweiligen Behandlungssituation entsprechend dem anerkannten und gesicherten Stand der medizinischen Wissenschaft im Zeitpunkt der Behandlung erwartet werden muss" (Pauli, 2013, S. 126).

Diese allgemeinen Rechtshintergründe sind für die rechtlichen Folgen von Behandlungsfehlern relevant. Zusätzlich dazu ist seit dem 26. Februar 2013 das Patientenrechtegesetz in Kraft getreten. Neben der zusammenfassenden und ausdrücklichen Verankerung der Rechte und Pflichten innerhalb des Behandlungsverhältnisses im Bürgerlichen Gesetzbuch, sollten auch die Versichertenrechte gestärkt werden (BMG, 2014). Zum Patientenrechtegesetz gehören Rechte gegenüber den Krankenkassen (§§ 13 Abs. 3a, 66 SGB V), sowie „zum anderen eine rahmenartige Kodifizierung des gesamten Behandlungs- und Arzthaftungsrechts (§§ 630a-630h BGB)" (Duttge, 2013, S. 138). Patienten sollen verlässliche Informationen erhalten und dadurch eigenverantwortlich und selbstbestimmt über Behandlungen entscheiden können. Die Annahme hinter der Wirksamkeit des Patientenrechtegesetztes ist, dass erstens diese Unmündigkeit des Patienten verursacht wurde durch Unkenntnis der Patientenrechte, die zweitens durch fehlende Gesetze verursacht wurde und drittens im bestehenden Gesetz transparent wird, wie Duttge (2013, S. 138) festhält. Die übersichtlichere Zusammenfassung ist zwar prinzipiell ein guter Schritt um Patienten die eigene Informationssuche zu erleichtern, aber Formulierungen wie *allgemein anerkannte fachliche Standards* oder auch *sämtliche für die Behandlung wesentlichen Umstände* bleiben zu allgemein und unbestimmt. Dadurch wird also die erstrebte Transparenz nicht erreicht (Duttge, 2013, S. 139).

Darüber hinaus ergeben sich grundsätzliche Probleme, beispielsweise durch die asymmetrische Beziehung aufgrund des Wissensunterschiedes und Schwierigkeiten aufgrund komplizierter Organisationsstrukturen, die nicht behoben werden. Kleine Verbesserungen bietet das Gesetz, z. B. durch deutlichere Regelungen zur Beweiserleichterung und einer ausdrücklichen Unterstützungspflicht der Geschädigten durch Krankenkassen. Allerdings hätten diese Veränderungen begleitet werden müssen von Verbesserungen der Rahmenbedingungen, die im Kapitel 2.7 vorgestellt wurden, um die begünstigenden Faktoren für Fehler selbst zu revidieren.

Mit der Einführung des Patientenrechtegesetzes wurde außerdem der Gemeinsame Bundesausschuss (GBA) damit beauftragt, Vorgaben zum Aufbau von Risikomanagement- und Fehlermeldesystemen zu erstellen. Fristgerecht wurde am 23. Januar 2014 der Beschluss durch den GBA verabschiedet, in dem die Mindeststandards des Risikomanagements festgelegt wurden (KQM-RL). Risiken sollen vor allem durch verpflichtende Fehlermeldesysteme, die für alle Mitarbeiter niedrigschwellig zugänglich sind, identifiziert werden. Um dies zu erreichen sind eine Einführung und bei Bedarf Schulungen zum Umgang mit dem Fehlermeldesystem durchzuführen. Eine zeitnahe

Analyse und Bewertung der Meldungen, die anonym und sanktionsfrei zu erfolgen haben, bildet die Grundlage um Handlungsbedarfe abzuleiten und geeignete Präventionsmaßnahmen umzusetzen. Darüber hinaus werden Krankenhäuser dazu verpflichtet ein patientenorientiertes und transparentes Beschwerdemanagement zu errichten und Patienten darüber zu informieren.

3.3.2 Ethisch-moralische Dimension

„Keine Schneeflocke in der Lawine wird sich je **verantwortlich** fühlen." *Stanislaw Jerzy Lec, polnischer Satiriker, 1909-1966 (Kronawitter, 2013)*

Die zweite Dimension betrachtet die ethisch-moralischen Aspekte von UEs. Pflegerisches Handeln ist nicht nur durch gesetzliche und organisatorische Rahmenbedingungen gekennzeichnet, sondern auch durch ethische Prinzipien, weil die Asymmetrie im Machtverhältnis im Gegensatz zu einem rationalen Dienstleistungsverhältnis steht (Rosentreter, 2013, S. 237). Der ICN, auf den bereits im Rahmen der Pflegedefinition zurückgegriffen wurde, bietet einen Ethikkodex für Pflegende, der weite Verbreitung gefunden hat. „Ein **Berufskodex** gibt der Gesellschaft gegenüber Auskunft über Werte und Normen, an denen eine Berufsgruppe ihr Handeln ausrichtet" (Hiemetzberger, 2013, S. 93). Die deutsche Fassung wird vom DBfK zur Verfügung gestellt. Der Kodex ist aufgeteilt in vier Grundelemente, die den Standard ethischer Verhaltensweisen bestimmen:

1. Pflegende und ihre Mitmenschen
2. Pflegende und die Berufsausübung
3. Pflegende und die Profession
4. Pflegende und ihre Kolleginnen

Die unter diesen vier Aspekten vorgestellten Normen und Leitlinien sind an den Menschenrechten orientiert, wobei insbesondere das Recht auf Leben, auf Würde und auf respektvolle Behandlung hervorgehoben werden. Aufgrund der internationalen Gültigkeit ist der Kodex allgemein formuliert und dient als Rahmen für Verhaltensnormen von Pflegenden, ersetzt aber keine ethische Reflexion. Der erste Punkt aus dem Kodex heißt: „Die grundlegende berufliche Verantwortung der Pflegenden gilt dem pflegebedürftigen Menschen" (ICN, 2005, S. 3). Dies spiegelt die primäre Aufgabe von Pflegenden wider, aber auch für die drei anderen Bereiche trägt die Pflege Verantwortung, wie der Kodex festhält. Vor dem Hintergrund dieses Buches, also mit Bezug auf Pflegefehler bzw. UEs, möchte ich noch einen weiteren Unterpunkt zitieren: „Die Pflegende ist persönlich verantwortlich und rechenschaftspflichtig für die Ausübung der Pflege, sowie für die Wahrung ihrer fachlichen Kompetenz durch kontinuierliche Fortbildung" (ICN, 2005, S. 3). Der Verantwortungsbegriff ist sowohl in der Rechtswissenschaft als auch in der Pflegeethik ein zentraler Begriff und verdeutlicht, dass beide Bereiche zwar unterschiedlich, „aber auch aufeinander bezogen" (Körtner, 2012, S. 58) sind. Aus beiden Perspektiven heraus besitzt der Verantwortungsbegriff besondere Relevanz, weil im Falle eines UEs der Verursacher am Ende der Fehlerkette die Auswirkungen zu spüren bekommt (siehe Kap. 3.2.2). Auch wenn möglicherweise die Rahmenbedingungen als Hauptursache für das UE identifiziert werden und aus rechtlicher Sicht keine Strafe erfolgt, wie etwa der bei Protschka (2012) geschilderte Fall zeigt, fühlt sich das second victim trotzdem häufig schuldig. Das heißt, die subjektive Einschätzung ist nicht deckungsgleich zur objektiven oder auch rechtlichen Beurteilung. Verantwortung ist eine „interpersonale, soziale Konstruktion" (Körtner, 2012, S. 85). „Die moralische Verantwortung der Pflegenden besteht nicht nur gegenüber dem Arzt...oder sonstigen Vorgesetzten, sondern auch gegenüber dem Patienten...als Subjekt des Pflegeprozesses sowie gegenüber dem eigenen Gewissen bzw. für einen religiösen Menschen auch gegenüber Gott" (Körtner, 2012, S. 86). Die Zuschreibung der Verantwortung erfolgt laut Seifart (2013, S. 164) nicht nach eindeutigen und feststehenden Vorgaben, „sondern ist vielmehr eine Konstruktion, in der die Beziehungen zwischen Subjekt und Objekt hergestellt werden müssen und daher verschiedene Lösungen möglich sind."

Ein wichtiger Aspekt ist, dass Menschen in der Lage sind, Schaden vorherzusehen. Daraus kann die Pflicht abgeleitet werden, Schaden abzuwenden (Seifart, 2013, S. 167), zumal zwischen beiden Parteien Ungleichheit besteht durch den Wissensvorsprung Pflegender und die gesundheitlich geschwächte Lage des Patienten (Bobbert, 2012, S. 60, 66; Rosentreter, 2013, S. 233-237).

Mehrfach wurde bereits darauf hingewiesen, dass Handlungen von diversen Einflussfaktoren abhängig sind. Pflegerisches Handeln und somit auch die Entscheidungsmöglichkeiten sind durch den jeweiligen Kontext geprägt, daher bildet die Individualethik nur einen Teil der Wirklichkeit ab (Großklaus-Seidel, 2012, S. 85). Auf der anderen Seite gilt es daher auch institutionelle Gegebenheiten zu beachten. Durch einen noch relativ jungen Zweig der Angewandten Ethik, der so genannten Organisationsethik ist dies möglich (Lay, 2012, S. 296). „Die Organisation ist ihren selbstgesetzten Werten und Normen verpflichtet, die sich wiederum in den Umgangsformen, Handlungsroutinen, Ritualen, Kommunikations- und Kooperationsprozessen ausdrücken"

(Hiemetzberger, 2013, S. 109). Lay zitiert Arn und Hug (2009), die den Verantwortungsbereich abhängig von seinen Einflussmöglichkeiten folgendermaßen eingrenzen: „Daraus ergibt sich, dass jede Person für eine Handlung, die in arbeitsteiligen Verhältnissen bzw. in Auftragsverhältnissen zustande kommt, genau so viel Verantwortung trägt, als sie Einfluss nehmen kann auf das Ob und Wie der Handlung" (2012, S. 297). Diese Eingrenzung deckt sich auch mit dem Kriterium der Handlungsalternativen, das für den hier verwendeten Fehlerbegriff als essentielles Merkmal festgelegt wurde (siehe Kap. 2.2). Die Diskrepanz zwischen moralisch-ethischen Ansprüchen und ökonomischen Forderungen führt zu moralischen Konfliktsituationen, in denen die patientenorientierte Pflege und Systemrationalität sich gegenüberstehen (Rosentreter, 2013, S. 19). Dargestellt wurde dies unter anderem mit dem Viereck der Gesundheitsökonomie (siehe Kap. 2.7). Die grundsätzlichen Forderungen an eine Patientenorientierung müssen daher, vor dem Hintergrund der herrschenden Rahmenbedingungen, relativiert werden. Kersting stellt dies anschaulich dar:

„Eine vollständige Einlösung des normativen Anspruchs kann in der Institution Krankenhaus nicht geleistet werden. Würden Pflegende all die Aspekte, die zur Patientenorientierung hier ausgeführt wurden, tatsächlich als Maßstab für den Alltag ernst nehmen und sich allein daran orientieren, dann könnte das Krankenhaus seinen Auftrag der Massenversorgung mit dem zur Verfügung stehenden Personal nicht erfüllen. Es ist unter den herrschenden Bedingungen des Pflegealltags faktisch nicht möglich, die Pflege systematisch nach den normativen Vorgaben auszurichten….Damit schießt die Norm über die Wirklichkeit hinaus und ist so ein nicht zu erreichendes Ideal…"(2011, S. 41).

Der Widerspruch zwischen dem Sein und Sollen kann nicht aufgelöst werden, solange „die Funktionalität das Handeln in der Institution diktiert" (Kersting, 2011, S. 43). Konkret bedeutet dies, dass aus moralisch-ethischer Perspektive die Verantwortung von Pflegenden selbst bei eigenverantwortlich durchgeführten pflegerischen Maßnahmen aufgrund von organisatorischen Einschränkungen ebenfalls begrenzt ist. Dies gilt für Maßnahmen, die ein kollektives Handeln im Team erfordern, umso mehr, weil gegenseitige Abhängigkeiten bestehen, die klare Verantwortungszuschreibungen nicht ermöglichen (Seifart, 2013, S. 165-166). Unabhängig von der Einrichtung gibt es daher kaum autonome Bereiche, die alleine einer Pflegekraft zugeschrieben werden können, weil Systemfaktoren ebenfalls wirksam sind und berücksichtigt werden müssen. Organisationsfragen wie etwa Arbeitszeitregelungen oder auch bestimmte organisatorische Abläufe sind aber auf individueller Ebene nicht zu lösen und gemäß der zitierten Einschränkungen von Arn und Hug (2009) ist die individuelle Verantwortungszuschreibung nicht adäquat. Trotzdem darf auch bei teambezogenen Handlungen die individuelle Verantwortung nicht gänzlich zugunsten einer Überindividuellen aufgelöst werden, weil durch die gemeinsame Verantwortung wiederum Verantwortungslücken entstünden (Hiemetzberger, 2013, S. 73-74; Seifart, 2013, S. 168). Eine Toleranz gegenüber allen Fehlern ist also ebenso wenig zu befürworten (Kriegesmann, Kley, & Schwering, S. 259).

Pflegeethik ist ein eigenständiger Bereich der Gesundheitsethik (neben der Medizinethik) und hat die Aufgabe, die besondere Rolle und Verantwortung der Pflegenden zu reflektieren (Körtner, 2012, S. 40). Aufgrund der vielfältigen und teils divergierenden Bedürfnisse unterschiedlicher Personengruppen ist es schwierig diese aufeinander abzustimmen. „Um den Ansprüchen gerecht zu werden bedarf es einer eigenständigen Reflexion der Pflege über ihr Handeln" (Fölsch, 2012, S. 217). Für die ethische Reflexion gibt es zahlreiche Möglichkeiten, exemplarisch werden die Prinzipien der biomedizinischen Ethik von Beauchamp und Childress (2013) aufgegriffen, die unter anderem bei Fölsch (2012) und Körtner (2012) Anwendung finden. Den Nutzen der Prinzipien fasst Fölsch folgendermaßen zusammen: „Prinzipien geben als Richtlinien zum Handeln bei moralischen Entscheidungen Orientierung, helfen Situationen zu analysieren, und dienen der Suche nach Lösungen" (2012, S. 37). Kiesewetter et al. (2013, S. 214) heben ebenfalls die Vorteile hervor und sehen sie vor allem als pragmatische Orientierungshilfe. Allerdings ist in der Anwendung eine Konkretisierung der Grundsätze auf der Grundlage des Falles notwendig, so dass die Prinzipien zwar handlungsleitende Regeln darstellen, aber auch großen Interpretationsspielraum bieten (Fölsch, 2012, S. 37).

Unterschieden werden die Prinzipien *respect for autonomy, nonmaleficence, beneficence* und *justice* (Beauchamp & Childress, 2013). Keines der Prinzipien kann absolute Geltung für sich beanspruchen, vielmehr müssen sie zusammenfassend beim jeweiligen Fall gegenübergestellt und abgewägt werden. In einer Kurzdarstellung möchte ich auf die Prinzipien mit Bezug auf Pflegefehler eingehen. Bei der Nonmalefizenz besteht ein unmittelbarer Bezug zu Pflegefehlern. Die Bedeutung des Prinzips hält Lay folgendermaßen fest: „Eine Pflege, welche die Sicherheit von Klienten vernachlässigt, ist nicht mit der Menschenwürde zu vereinbaren, weil sie konkrete Lebenschancen von Menschen gefährdet" (2012, S. 215). Vielfach kann die Forderung nach größtmöglicher Sicherheit aber nur durch Einschränkungen der Freiheitsrechte des Pflegebedürftigen erreicht werden. Die pflegerische Sorge für die Sicherheit des Patienten darf aber nicht als situationsunabhängiger oberster Wert dominieren, „sondern ist durch andere übergeordnete Prinzipien, Werte und Ziele zu ergänzen" (Lay, 2012, S. 216). Einfache Beipiele, die zeigen, dass das Prinzip der Nonmalefizienz nicht als absolutes Kriterium verwendet werden kann, sind etwa Injektionen, Verbandswechsel oder auch Einläufe. Die Maßnahmen selbst können einen Schaden verursachen, aber der höhere Nutzen hinter diesen Handlungen rechtfertigt die Durchführung (Fölsch, 2012, S. 129). Demensprechend ist das Prinzip der Benefizienz, also des Wohltuns bzw. der Fürsorge (Fölsch, 2012, S. 90; Körtner, 2012, S. 100; Vieth, 2010, S. 171), in diesem Fall zunächst übergeordnet. Trotzdem gilt, dass der Patient das Recht hat, Maßnahmen, aus welchen Gründen auch immer abzulehnen, selbst wenn objektiv bzw. aus Sicht der Pflegekraft der Nutzen deutlich überwiegt.

Zu bedenken ist außerdem: „Die Verletzung des anderen geschieht nicht immer nur aus böser, sondern nicht selten gerade aus guter Absicht! Eben darum gehört zur moralischen Verantwortlichkeit die ethisch begründete Selbstbegrenzung unseres Handelns, das den anderen gelten und sein lässt. Wie das Recht auf Hilfe gibt es auch das Recht auf Schonung und Verschonung!" (Körtner, 2012, S. 73). Für Pflegende bedeutet aber die Ablehnung von Maßnahmen, dass sie dem Patienten nicht helfen dürfen, sprich sie ihrem Fürsorgeanspruch nicht entsprechen können. Einerseits wird das Recht auf Autonomie sowohl aus moralischer als auch rechtlicher Sicht immer wieder deutlich hervorgehoben und Pflegehandlungen sollten Entscheidungen, Ziele und Wertvorstellungen des Patienten respektieren. Wie Fölsch aber auf der anderen Seite deutlich macht, ist es nicht möglich bzw. vom Patient gewollt, ihn immer in die Pflegeplanung einzubeziehen. Ihrer Meinung nach käme es dadurch zu einer Überforderung des Patienten und des Pflegepersonals (2012, S. 76). „Autonomie kann deshalb keine absolute Verpflichtung sein, da eine solche Verpflichtung in Konflikt mit der Verantwortung der Profession treten kann, zum Wohle des Patienten zu handeln, und so die moralische Autonomie des Gesundheitsberufes missachtet werden würde" (Fölsch, 2012, S. 76). Der Kompromiss für eine praktische Umsetzung könnte beispielsweise darin bestehen, dass die Pflegekraft im Aufnahmegespräch den Patienten auf sein Autonomierecht hinweist und der Patient entscheiden kann, wie stark er sein Mitspracherecht nutzen möchte.

Eine andere Schwierigkeit ergibt sich häufig aus den eingeschränkten Ressourcen. Dazu gehören etwa Personal und Zeit oder aber auch monetäre Mittel die begrenzt sind und im Sinne des Prinzips Gerechtigkeit angemessen verteilt werden müssen. Die notwendige Priorisierung der Ressourcenallokation kann dazu führen, dass objektiv sinnvolle und auch vom Patienten gewünschte Maßnahmen zum Teil nicht umgesetzt werden können, weil nicht genügend zeitliche Ressourcen zur Verfügung stehen. Die Ausführungen verdeutlichen, dass die Prinzipien im Pflegealltag immer wieder miteinander kollidieren und nicht ohne weiteres aufzulösen sind. Daher ist es notwendig, die vorhandenen Handlungsalternativen mit Hilfe einer ethischen Reflexion zu überdenken um moralische Entscheidungen treffen zu können.

3.4 Zwischenfazit

Sowohl die Leistungserbringer als auch Pflegende sind zur wirtschaftlichen, effektiven und qualitativ angemessenen, dem wissenschaftlichen Stand entsprechenden Leistungs-erbringung verpflichtet. Es gilt: „Keine weisungsabhängige Pflegekraft darf einer An-weisung, von der sie weiß, dass sie für ihren Klienten schlecht ist, einfach folgen…"(Behrens & Langer, 2010, S. 75-76). Bezeichnet wird dies als Remonstrati-onspflicht, das bedeutet, es muss Einspruch gegen übertragene Aufgaben erhoben wer-den, wenn diese als patientenschädigend eingeschätzt werden, wenn man selbst nicht fähig ist die Aufgabe durchzuführen oder aber diese nicht delegierbar ist. In einem sol-chen Fall spricht man von einem Übernahmeverschulden, d. h. ein Tätigwerden ohne entsprechende Qualifikation ist eine Sorgfaltspflichtverletzung. Daher sind Pflegende rechtlich wie moralisch dazu verpflichtet auf eventuelle Missstände aufmerksam zu ma-chen. Außerdem bedeutet die Pflicht nach aktuellem wissenschaftlichen Stand zu arbei-ten, dass Pflegende verpflichtet sind, ihr berufliches Wissen beständig nachzuprüfen (Behrens & Langer, 2010, S. 29), auch wenn bisher keine unmittelbare Verpflichtungen zur Weiterbildung besteht. Hier besteht daher noch Nachbesserungsbedarf, damit neben dem Ethikkodex auch der gesetzliche Rahmen diesbezüglich deutlicher festgelegt ist. Zwar kann die gesetzliche Verpflichtung z. T. als Last von Pflegenden empfunden wer-den, aber letztlich dient sie der Professionalisierung der Pflege, dem Wohl des Patienten und bietet außerdem einen Anspruch gegenüber dem Arbeitgeber an Weiterbildungen teilzunehmen.

Dennoch sind Weiterbildungen nur ein Ansatzpunkt um die Patientensicherheit zu för-dern. Mit dem Patientenrechtegesetz von 2013 sollte die Rechtssicherheit verbessert und es sollten die Patientenrechte gestärkt werden. Prinzipiell ist dies zwar zu begrüßen, aber die Patientensicherheit selbst wurde dadurch nicht gefördert. Anders ist dies beim Beschluss des GBA vom 23. Januar 2014. Dieser fordert ein verbindliches und umfassendes klinisches Risikomanagement mit einem angemessenen Fehlermeldesystem und stellt somit einen Schritt in die richtige Richtung dar. Die bereits in Kapitel 2.7 vorgestellten mangelhaften Rahmenbedingungen, wodurch Pflegekräfte zu wenig Zeit für pflegerische Aufgaben haben, bleiben leider bisher immer noch unverändert. Gerade diese Rahmenbedingungen sind es jedoch, die die Patientensicherheit maßgeblich beeinflussen und in diesem Fall gefährden. Eine wichtige Maßnahme wäre beispielsweise ein gesetzlich vorgeschriebenes Verhältnis von Pflegekräften zu Patienten, da dies die Mortalität wie etwa die Studie von Aiken, Clarke, Sloane, Sochalski, und Silber (2002) nachweist, senken würde. Wenn in naher Zukunft nicht deutliche Verbesserungen der Arbeitsbedingungen von Pflegekräften durch mehr Personal und Zeit für Patientenbehandlungen umgesetzt werden, wird eine sichere Pflege nicht gelingen. Hier ist daher sowohl die Politik, aber auch die Gesellschaft in der Verantwortung, den Stellenwert der Pflege anzuerkennen, damit die dargestellten schwerwiegenden Folgen bei Patienten, Angehörigen sowie beim Verursacher, also bei uns allen, verringert werden. Das Inkaufnehmen von Grundrechtsverletzungen ist aus rechtlicher, wie ethischer Sicht nicht zu tolerieren. Vor den rechtlichen Konsequenzen können sich Pflegekräfte bei mangelnden Rahmenbedingungen durch Überlastungsanzeigen schützen und auch aus moralischer Sicht ist die Verantwortung nur insoweit angemessen, wie Pflegende die herrschenden Bedingungen selbst mitgestalten können. Dennoch können sich die Verursacher nicht vor den beschrieben Selbstvorwürfen und zahlreichen negativen Folgen im Falle eines Patientenschadens schützen. Die hier vorgestellten Maßnahmen können daher nur vor dem Hintergrund von begleitenden Veränderungen auf übergeordneten Ebenen – die einen Rahmen für sichere Pflege gewährleisten - nachhaltig erfolgreich die Patientensicherheit fördern.

4 Theoretische Grundlagen der Fehlerkultur und Ausprägungsformen in der professionellen Pflege

„Errare humanum est, sed in errare perseverare diabolicum"

Dieses Zitat geht auf den Philosophen Seneca zurück und wird übersetzt als „Irren ist menschlich, aber auf Irrtümern zu bestehen ist teuflisch" (zitiert in Bühmann, 2012, S. 1092). Es deutet bereits an, dass dieses Kapitel dem Umgang mit Fehlern gewidmet ist. Bevor aber die unterschiedlichen Umgangsweisen und Möglichkeiten benannt und kritisch beurteilt werden, muss zunächst der Begriff Fehlerkultur, der auch im Arbeitstitel verwendet wird, näher bestimmt werden.

Bereits bei der Fehlerdefinition hat sich gezeigt, dass sehr unterschiedliche Vorstellungen, in Abhängigkeit von der jeweiligen Perspektive, vorherrschen und daher Klärungsbedarf besteht, welche Vorstellungen für diese Arbeit angebracht sind. Eine komplette Darstellung der interdisziplinären Auseinandersetzungen zum Thema Kultur kann und soll an dieser Stelle nicht geleistet werden, aber einige Kernelemente bilden die Grundlage der hier angewendeten Fehlerkultur. Dementsprechend gilt es, diese vorab zu klären. Der Begriff Kultur ist, wie schon der Fehlerbegriff, nicht eindeutig konturiert, denn eine weite Auffassung von Kultur umfasst nicht weniger als die Gesamtheit des vom Menschen Geschaffenen (Jäcker, 2010, S. 189). Das große Bedeutungsspektrum schließt sowohl physische Dinge (Werkzeuge, Kunstwerke etc.), geistige Errungenschaften der Menschheit (Schrift, Musik etc.) als auch die sozialen Organisationsformen mit ein. Dornheim vertritt die Auffassung, „dass ein zeitgemäßer Kulturbegriff aus den zwei Hauptkonstituenten *Lebenspraxis* und *Sinnwelt* bestehen sollte…" (Dornheim, 2007, S. 36). Jede Person handelt innerhalb der vorgefundenen Sinnwelt, die durch die Umsetzung von Deutungen und Verhaltensweisen, sprich Lebenspraxis, sich selbst erschafft und erhält (Autopoiesis). Das Individuum kann Handlungen, zumindest innerhalb bestimmter Grenzen, modifizieren und ermöglicht dadurch Veränderungen. Moser schreibt: „Kultur ist so gesehen in ständiger Veränderung begriffen. Sie entsteht innerhalb eines sozialen Netzes oder gesellschaftlichen Subsystems als gemeinsamer Interpretations- und Wissensvorrat" (2010, S. 28). Einige wesentliche Grundzüge sind somit bereits erfasst. Rosenthal und Wagner (2004, S. 92) fassen die zentralen Bereiche zusammen, dazu gehören „Werte, Normen, Stile, Sprache, Werkzeuge, Umgangsformen,

Denk-Werkzeuge und Konzepte, Methoden und Moden...". Die Kultur beeinflusst die Art und Weise, wie bestimmte Dinge und Angelegenheiten gesehen, behandelt und bewertet werden. Kultur ist Grundlage für das Verstehen und das Handeln in einer gegebenen Welt wie Dornheim durch den Begriff Sinnwelt deutlich macht. Der Kultureinfluss betrifft soziale und ökonomische Belange oder auch die natürliche Entwicklung und ist somit fester Bestandteil unterschiedlicher Lebensbereiche. Pateisky (2004, S. 75) sowie Helmreich und Davies (2004, S. R2) unterscheiden drei Kulturdimensionen unterschiedlicher Reichweite, die auch im Rahmen dieser Arbeit relevant sind.

1. die nationale Kultur
2. die Organisationskultur
3. die Professionskultur

Die nationale Kultur wirkt übergeordnet und betrifft vereinfacht gesagt grundsätzliche und in einer Gesellschaft weit verbreitete Meinungen und Einstellungen (Löber, 2012, S. 267-270). In Kapitel 2.7 ist bereits darauf hingewiesen worden, dass eine mangelnde Wertschätzung durch die Gesellschaft Einfluss auf den Personalschlüssel nimmt oder auch die Vorstellungen und der Umgang mit Krankheiten und Kranksein durch Kultur geprägt sind (Kap. 3.1). Die Professionskultur wurde bereits indirekt aufgegriffen im Kapitel 3.3.2 , indem beispielsweise der ICN Ethikkodex für Pflegende vorgestellt wurde. Wie der Status quo beim Umgang mit Fehlern von Pflegenden aussieht, wird in Kapitel 4.3 näher beschrieben und daher hier nicht weiter ausgeführt. Die Organisationskultur beschreibt „Werte, Normen (Spiel)Regeln und Symbole die für ein bestimmtes Haus gelten und typisch sind" (Rosenthal & Wagner, 2004, S. 90). Es handelt sich dabei überwiegend um implizite Erscheinungen (Überzeugungen). Diese spiegeln die gemeinsame Orientierung wider, die primär durch den Sozialisationsprozess entsteht (Badke-Schaub et al., 2012b, S. 32; Rosenthal & Wagner, 2004, S. 98). „Das Individuum als ‚moralisches Subjekt' wird zu einem ‚kleinen Rädchen` im Getriebe" (Großklaus-Seidel, 2012, S. 92). Je nach Stärke und Ausprägung ist es beispielsweise möglich, dass in einer Organisation das Verschweigen von z. T. folgeschweren Fehlern als geteilte Werthaltung besteht und das Handeln soweit beeinflusst, dass selbst „gesetzliche Vorgaben zum Schutz von Patienten oder berufsethische Traditionen in der Pflege" (Großklaus-Seidel, 2012, S. 93) übergangen werden. Branchenübergreifend wurde der Einfluss der Organisationskultur auf das individuelle Sicherheitshandeln der Organisationsmitglieder erkannt (Badke-Schaub et al., 2012b, S. 31). Die Fehlerkultur ist letztlich das Produkt dieser drei Ebenen und kann sehr unterschiedliche Ausprägungsformen aufweisen. Um eine nähere Auseinandersetzung mit der Fehlerkultur zu erreichen soll diese nun definitorisch eingegrenzt werden. Auch wenn eine *Fehler*definition bereits ausführlich dargestellt und der Begriff Kultur zumindest in Grundzügen vorgestellt wurde, bietet die Auslegung des zusammengesetzten Substantives immer noch viel Raum für unterschiedliche Vorstellungen. Einige Beispiele möchte ich hier tabellarisch wiedergeben.

Tabelle 4: Elemente der Fehlerkultur aus unterschiedlichen Quellen

Quelle	Elemente der Fehlerkultur

(Löber, 2011)	Die Fehlerkultur gibt Auskunft über die vorherrschenden Erklärungsperspektiven für Fehler (S. 236)
	
	  o personenorientiert
	  o systemorientiert
	
	Fehlerdisposition + Fehlerentstehungsperspektive = Basis zur Beurteilung von Fehlern

(Brügge, 2007)	„Eine Fehlerkultur drückt den Umgang mit Fehlern aus" (S. 273) Verweist auf Lucas (1991): dort werden Fehler unterteilt in - Personenbezogen - Konsequenzen von Misfits - Systembezogen
(Schreyögg, 2007)	„Fehlerkultur" bezeichnet dagegen die Art und Weise, wie eine Organisation mit Fehlern und damit auch mit innovativem Lernen umgeht (S. 213) Umfasst drei Ebenen: (S. 215) 1. Geteilte Normen und Werte sowie Umgang mit Fehlern 2. Emotionale, mentale, soziale und methodische Kompetenzen im Umgang mit Fehlern 3. Instrumentarien für den Umgang mit Fehlern Und hat Einfluss auf - die Qualitätsstandards, - das Innovationspotenzial, - die Produktivität sowie die - Wettbewerbsfähigkeit einer Organisation.

(Bienenstein & Rother, 2009)	„Ausgangspunkt ist die Art und Weise, wie Menschen mit Fehlern umgehen, die Einstellungen gegenüber Fehlern, der Umgang mit Fehlern oder die Art der Bewertung von Fehlern sind Kriterien, die mit dem Begriff Fehlerkultur erfasst werden" (S. 19) - Kann sich auf Kulturkreise oder auch Organisationen und Gruppen beziehen „Verweist indirekt auf einen toleranten Zugang und eine differenzierte Betrachtungsweise des Phänomens Fehler" (S. 19) Hinter der Fehlerkultur stecken zwei Kernbereiche (S. 22) 1. Verbindung zum Wissenserwerb und Lernen 2. Als Teil moderner Managementstrategie

Die Definitionen fallen unterschiedlich ausführlich aus und spiegeln einige Grundelemente des Kulturbegriffs, wie sie von Rosenthal und Wagner (2004) vorgestellt wurden, wider. Ob nun von Erklärungsperspektive für Fehler (Löber, 2011, S. 236), Umgang mit Fehlern (Brügge, 2007, S. 273) oder von Art und Weise, wie eine Organisation bzw. Menschen mit Fehlern umgehen, (Bienenstein & Rother, 2009, S. 19; Schreyögg, 2007, S. 213) gesprochen wird, so bleibt die Kernaussage bei allen Beschreibungen bestehen. Eine ausführlichere Analyse weiterer Fehlerkulturauslegungen hat Löber (2012, S. 189-195) durchgeführt und ähnlich wie Weingardt zum Fehlerbegriff, die Gemeinsamkeiten und Unterschiede herausgearbeitet, um eine allgemeingültige Definition zu finden. Letztlich greift Löber (2012, S. 193) auf die folgende Definition zurück, die von der britischen Health and Safety Commission (1993, S. 23) erstellt wurde:

„Fehlerkultur als Teilkonstrukt der Unternehmenskultur ist das Produkt individueller und kollektiver Werte, Einstellungen, Empfindungen, Kompetenzen und Verhaltensmuster, die das Ausmaß, die Art und die Tiefe der organisationalen Auseinandersetzung mit innerbetrieblichen Fehlern bestimmen."

Im Gegensatz zu einigen anderen von Löber (2012) dargestellten Definitionen ist diese neutral formuliert und impliziert nicht, dass eine Fehlerkultur unmittelbar mit positiven Attributen, wie offen und konstruktiv versehen ist. Somit deckt diese Definition sich auch mit den Gemeinsamkeiten der hier beispielhaft aufgegriffenen Quellen und soll daher als Grundlage dienen. In der Definition wird außerdem, neben der individuellen Einstellung, bereits das Konzept der kollektiven Werte aufgegriffen und die Gruppenebene beschrieben, wie sie in Unternehmen oder Organisationen vorhanden ist. Da

Pflegende in der Regel nicht unabhängig, sondern im Bezugsrahmen von Organisationen tätig sind, ist gerade dieser Aspekt wichtig.

4.1 Theoretische Grundlagen und Ausprägungsformen der Fehlerkultur

„Jeder Fehler erscheint unglaublich dumm, wenn andere ihn begehen" Georg Christoph Lichtenberg zitiert in Mitarbeitermotivation – treffend verpackt (2013, S. 46)

Hallinan (2009, S. 20) vergleicht Fehler mit einem Kniegelenk, das zum Blockieren neigt und schreibt: „Wir alle haben mit diesem kaputten Knie zu kämpfen; wir können damit leben lernen, aber Heilung ist nicht möglich." Wir können unsere angeborene menschliche Fehleranfälligkeit nicht ändern, aber lernen auf geeignete Weise damit umzugehen, um seltener Fehler zu machen und die Auswirkungen zu verringern.

Fehler haben keinen guten Ruf und werden mit Versagen und anderen negativ behafteten Aussagen verbunden (Althof, 1999, S. 7). Das bereits von Weimer beschriebene *negative Wesen* von Fehlern hat daher großen Einfluss auf die Art und Weise, wie wir mit Fehlern umgehen (siehe Kap. 2.1). Bei der Betrachtung der negativen Fehlerfolgen ist diese vermeidende Haltung gut nachzuvollziehen, weil Gefühle wie Scham oder Angst sowie soziale und möglicherweise auch rechtliche Folgen verhindert werden sollen. Darüber hinaus werden Fehler aufgrund der Erziehungskultur bisher meist nicht als etwas Natürliches gesehen. Ein Beispiel ist die Schule, in der Fehler überwiegend bestraft werden, dies fördert die Angst vor Fehlern und führt zu *Vermeidungsstrategien* in Form von Vertuschung o. Ä. (Bühmann, 2012, S. 1092). Teilweise zeigt sich diese Einstellung auch darin, dass der Begriff Sicherheitskultur bevorzugt wird und Fehler bereits im Sprachgebrauch vermieden werden (Koppenberg & Moecke, 2012, S. 17). Häufig wird die andere Seite der Medaille, also positive Aspekte von Fehlern, nicht beachtet. Daher möchte ich durch einige Zitate auf die positiven Auswirkungen und Potenziale von Fehlern hinweisen.

> ➢ „Alles, was ein Individuum ausmacht, ist es auch durch begangene und reflektierte Fehler geworden! Denn jedes Individuum begeht seit seinen ersten Lebensstunden Fehler, aus denen es im besten Falle lernt" (Seltrecht, 2013, S. 554).

> ➢ „Fehler aller Art können als Impuls unentbehrlich, lernwirksam, erhellend, produktiv, eben ergiebig sein" (Weingardt, 2004, S. 11)

Hofer spricht vom *Doppelgesicht* der Fehlerhaftigkeit und erfasst im folgenden Zitat beide Aspekte. „Einerseits sind Fehler immer zeitgebunden und können produktives Potenzial für Verbesserungen und Fortschritt enthalten; andererseits sind sie aber auch stets vermeidbar und bedeuten ein defizitäres Ausüben dessen, was eigentlich besser gemacht werden könnte und sollte" (2013, S. 40). Ein konkretes Beispiel für die positiven Auswirkungen von Fehlern aus dem medizinischen Bereich ist die Entdeckung des Antibiotikums durch Alexander Fleming. Er ließ versehentlich eine Agarplatte verschimmeln und entdeckte dadurch das Penicillin (Bühmann, 2012, S. 1093).

Die positiven Auswirkungen in den vorgestellten Zitaten verweisen auf die behavioristisch geprägte Lerntheorie, dass Wissen durch Versuch und Irrtum (trial and error) aufgebaut wird (Weingardt, 2004, S. 63-64). Die Theorie des negativen Wissens von Oser et al. (1999) beschreibt ebenfalls diese Möglichkeit zu lernen. Sie halten allerdings fest, dass nicht jeder Fehler einen Lerneffekt hat und unterscheiden daher „gute" oder auch sinnvolle und „schlechte" bzw. unsinnige Fehler. *Gut* wird hier im Sinne von produktiv verstanden, d. h. sie bringen den Lernprozess voran und haben einen gewissen Nutzen. „Lernen aus Fehlern heißt, Grenzen zu erfahren und Fehler nicht mehr zu wiederholen" (Oser et al., 1999, S. 12). Dieses Unterscheidungs- oder auch Fehlerwissen wird als „negatives" Wissen bezeichnet und meint, dass durch das Wissen, wie etwas nicht gemacht werden sollte, das Wissen der richtigen Handlungsweise aufgebaut und sicherer wird und falsche Handlungsweisen vermieden werden (Oser et al., 1999, S. 12, 18). Um dies zu erreichen müssen die Fehler erkannt und auch verstanden werden. Außerdem muss die Möglichkeit bestehen den Fehler korrigieren zu können. Da dies nicht immer gewährleistet ist, gibt es auch unsinnige Fehler, d. h. Wiederholungen des gleichen Fehlers ohne einen Lerneffekt. Darüber hinaus beschreiben Oser et al. (1999, S. 20), dass die Wahrnehmung und Folgen von Fehlern, abhängig vom Umgang sprich Sanktionen vs. Unterstützung, schlechte und schmerzhafte Erfahrungen oder aber auch positive Erlebnisse sein können wie bereits in Kapitel 3.2.2 dargestellt wurde.

Die Ausprägungsformen beim Umgang mit Fehlern können je nach Person, Organisation und nationaler Kultur unterschiedlich ausfallen. Grundsätzlich kann man vereinfacht eine dichotome Unterscheidung in konstruktive (offene) Fehlerkulturen und destruktive bzw. kontraproduktive Fehlerkulturen treffen. Die folgende Abbildung von Löber (2011, S. 241) unterscheidet diese beiden Kategorien. Betrachtet werden darin die Erfassung und der Umgang mit Fehlern, die dann je nach Ausprägung als konstruktiv oder destruktiv bewertet werden.

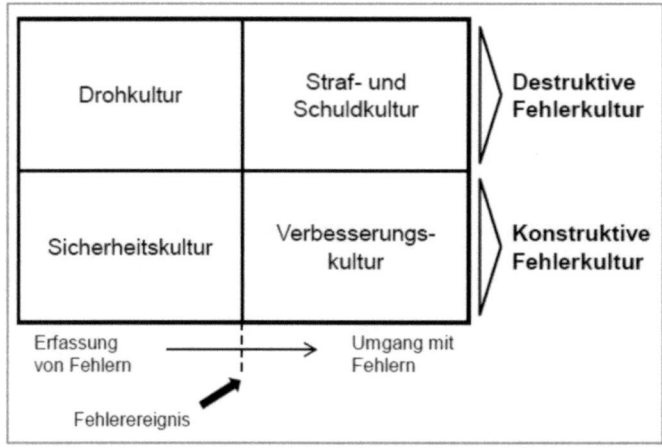

Abbildung 15: Matrix unterschiedlicher Fehlerkulturausprägungen (Löber, 2011, S. 241)

Die destruktive Fehlerkultur geht bei der Erfassung von Fehlern von einer individuumzentrierten Sichtweise aus und beschuldigt Einzelne am Ende der Fehlerkette (*sharp end*). Diese Fehlerkultur wird auch als *culture of blame* bezeichnet und geht damit einher, dass die Verursacher dazu aufgefordert werden ihr Verhalten zu ändern und besser aufzupassen (Jürgensen et al., 2013, S. 177; Thomeczek, Rohe, & Sanguino Heinrich, 2012, S. 25; Thüß, 2012, S. 32). Eine solche Fehlerkultur begünstigt die bereits in Kapitel 3.2.2 beschriebenen negativen Auswirkungen auf den Verursacher. Außerdem ist diese Herangehensweise nicht zielführend, weil Fehler nicht das Versagen eines Einzelnen, sondern „fast immer multifaktoriell verursacht" (Bühmann, 2012, S. 1093) werden.

Hier sei auf das Fehlermodell von Reason (1994) verwiesen (siehe Kap. 2.6), das die systemischen Komponenten von Fehlerursachen hervorhebt.

In der reaktiven Kultur der Schuldzuweisung werden Kontextfaktoren, also vor allem organisatorische Rahmenbedingungen, nicht berücksichtigt und können in der Folge auch nicht behoben werden. Der Verursacher wird diesen Fehler voraussichtlich nicht noch einmal begehen, aber weil die Rahmenbedingungen unverändert den Fehler zulassen oder ggf. sogar begünstigen, ist es wahrscheinlich, dass jemand anderes ihn wiederholt. Eine einseitige systemische Perspektive ist aber genauso wenig sinnvoll, da sie eine „Kultur der Verantwortungslosigkeit" (Brügge, 2007, S. 274) zur Folge hätte. Es gilt also eine Balance zwischen individueller Verantwortlichkeit und systematischer Fehlerkultur zu schaffen um sowohl individuelle als auch systemische Probleme zu berücksichtigen (Güldner et al., 2011, S. 358). Zehnder hebt aber hervor, dass selbst unter idealen Arbeitsbedingungen menschliche Fehler nicht auf ein akzeptables Restrisiko reduziert werden und das Verbieten von Fehlern somit kein hinreichender Ansatz ist (2013, S. 17). In einer konstruktiven Fehlerkultur wissen alle Beteiligten, dass eine komplette Fehlerfreiheit nicht zu erreichen ist, daher müssen Arbeitsprozesse, Arbeitszeiten etc. so gestaltet werden, dass sie die menschlichen Grenzen berücksichtigen und so weniger Fehler ermöglichen. „Im herkömmlichen Vorgehen werden Fehler als individuelle Schwäche stigmatisiert, im modernen Fehlermanagement werden sie als unvermeidbarer Teil menschlichen Handelns akzeptiert" (Hagel, 2013, 185). Zur konstruktiven Fehlerkultur gehört außerdem ein gezielter Umgang mit Fehlern, d. h. sobald sich ein Fehler ereignet, werden Maßnahmen eingeleitet um die negativen Auswirkungen zu begrenzen und das negative Wissen wird genutzt um Fehler dieser Art in Zukunft zu vermeiden. Unstrukturiert sind somit bereits einige Punkte angesprochen worden, die eine Fehlerkultur beeinflussen.

Um eine strukturierte Übersicht zu bieten, möchte ich auf ein Modell zurückgreifen. Es existieren diverse Modelle, die unterschiedliche Kategorisierungen vornehmen und andere Faktoren als konstitutiv für die Fehler- bzw. Sicherheitskultur ansehen. Da diese aus unterschiedlichen Forschungsdisziplinen hervorgegangen sind und sich somit bezüglich des Untersuchungsgegenstandes und auch der Zieldimensionen unterscheiden, ist eine Bewertung, welche richtig und welche falsch sind, nicht angemessen. Löber (2012, S. 197-221) hat die Dimensionen von vier verbreiteten Fehlerkulturmodellen vergleichend analysiert und daraus eine eigenes Modell entwickelt, das er für den Krankenhausbereich verwendet und dieses möchte ich hier aufgreifen (siehe Abb. 16)

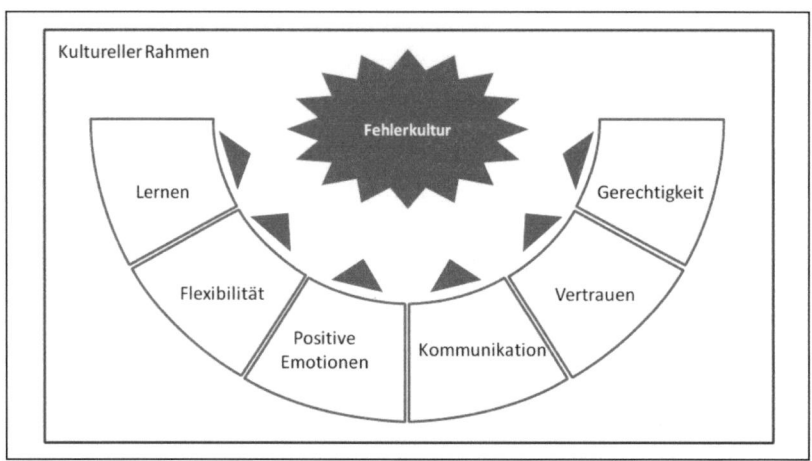

Abbildung 16: Theoretisches Modell der Fehlerkultur (Löber, 2012, S. 219)

Statt die Herleitung der sechs Dimensionen und des übergeordneten kulturellen Rahmens von Löber (2012) wiederzugeben, weise ich auf die entsprechenden Kapitel dieses Buches hin, die den jeweiligen Aspekt beinhalten.

Als übergeordnete Ebene enthält das Modell einen kulturellen Rahmen. In dieser Arbeit wurde zu Beginn des vierten Kapitels beschrieben, dass die Fehlerkultur das Produkt der nationalen, organisationalen und Professionsebene darstellt. Wenn von einer konstruktiven Fehlerkultur gesprochen wird, ist einer der bedeutendsten Aspekte das Lernen aus Fehlern. Durch Verweise auf die Theorie des negativen Wissens von Oser et al. (1999) – ebenfalls in diesem Kapitel – wurde dargelegt, welche positiven Auswirkungen Fehler durch die Weiterentwicklung der Kompetenzen haben. Der Lerneffekt stellt somit einen Gegenwert zu den negativen Auswirkungen von Fehlern dar.

Unter Flexibilität versteht Löber in diesem Zusammenhang die Fähigkeit einer Organisation bzw. ihrer Mitglieder „adaptiv auf veränderte Anforderungen und Zustände einzugehen" (2011, S. 238). Damit spricht er den Bereich der Hierarchie an, die im Kapitel 2.5 als fehlerbeeinflussender Faktor aufgeführt wurde. Die Möglichkeit bestehende Hierarchien aufzuweichen ist besonders durch die Komplexität und die daraus resultierende fehlende Vorhersagbarkeit von großer Bedeutung.

Als dritter Aspekt werden positive Emotionen genannt. Wie zuvor die Hierarchie, sind Gefühle ebenfalls als fehlerbeeinflussender Faktor in Kapitel 2.5 identifiziert worden. Gefühle wirken auf die Informationsverarbeitung und haben außerdem Einfluss auf subjektiv geprägte Entscheidungen, die im RPD Modell (Kapitel 2.4) vorgestellt wurden. Ein anderer Aspekt, der in dieser Dimension enthalten ist, bezieht sich darauf, dass Fehler sowohl den Betroffenen als auch den Verursacher emotional stark belasten können. Das Kapitel 3.2.2 beschreibt die diversen Auswirkungen beim second victim und in einer konstruktiven Fehlerkultur müssen geeignete Maßnahmen ergriffen werden, die bei der Verarbeitung des Ereignisses und der damit einhergehenden belastenden Gefühle unterstützen. Gleiches gilt für den Umgang mit dem Betroffenen, da damit zu rechnen ist, dass bei diesem neben eventuellen physischen Folgen auch psychosoziale Folgen auftreten.

Die Kommunikation wird als vierte Dimension im Modell integriert. Bei der Darstellung der pflegerischen Aufgabenbereiche ist die Kommunikation als bedeutender Faktor hervorgehoben worden, weil die Interaktion und der Beziehungsaufbau essentielle Elemente des Pflegeprozesses sind. Die Kommunikation betrifft also einerseits die Interaktion mit dem Patienten, andererseits ist damit aber auch der Austausch mit den übrigen Mitarbeitern gemeint. Bei den beeinflussenden Faktoren im Kapitel 2.5 wird ebenfalls auf die Bedeutung der Kommunikation hingewiesen.

Die vorletzte Dimension Vertrauen ist in dieser Arbeit bisher noch nicht aufgegriffen worden. Löber (2011, S. 239) spricht in seinen Ausführungen zwei Elemente an. Zum einen stellt Vertrauen die Basis für einen offenen Austausch über sicherheitsrelevante Probleme mit Mitarbeitern dar. Zum anderen beschreibt er, dass Vertrauen durch eine offene und ausgeprägte Kommunikationskultur langfristig aufgebaut wird. Mit dem Punkt Gerechtigkeit verweist das Modell zusammen mit der Dimension Vertrauen auf eine *Fair Blame* Kultur. Diese ist als Gegensatz der hier zuvor unter dem Punkt der destruktiven Fehlerkultur beschriebenen *culture of blame* zu verstehen. Das heißt die Beurteilung von Fehlern berücksichtigt auch die systemischen Einflussfaktoren, so dass der Verursacher nicht per se bestraft wird. Allerdings ist zu berücksichtigen, dass aufgrund der in Kapitel 3.3.1 vorgestellten gesetzlichen Bestimmungen auf ein *Blaming* nicht komplett verzichtet werden kann (Löber, 2012, S. 228-229).

Eine Dimension, die noch ergänzt werden kann, ist die Antizipation, die sich aus unserer Fähigkeit ergibt Schaden vorherzusehen (siehe Kap. 3.3.2). Aufgegriffen wird dieser Faktor beispielsweise von Mistele (2007, S. 60,62, 215) und er stellt eine aufmerksame Grundhaltung dar, die es ermöglicht Veränderungen und Fehler zu vermeiden, bzw. sie möglichst frühzeitig zu erkennen. Die Antizipation zeigt daher Gemeinsamkeiten zum sogenannten Kaizen. „Kaizen steht für die Philosophie, dass kontinuierliche Verbesserung in allen Bereichen unter Einbeziehung aller Mitarbeiter anzustreben ist. Kaizen basiert auf der Erkenntnis, dass es keinen Betrieb ohne Probleme gibt" (Bienenstein & Rother, 2009, p. 30). Jeder Mitarbeiter ist daher dazu aufgefordert aktiv nach Fehlern und Problemen an seinem Arbeitsplatz zu suchen, damit diese behoben werden können. Eine solche Einstellung bedeutet, dass nicht nur auf Fehler reagiert wird, sondern proaktiv mögliche Fehlerquellen gesucht und eliminiert werden (Quernheim, 2013, S. 34). Daher stellt diese Dimension eine gute Ergänzung des vorgestellten Modells dar.

4.2   Aspekte und Methoden des Risikomanagements

Verantwortlich für die aktive Gestaltung und gezielte Steuerung von Aktivitäten im Umgang mit Fehlern, d. h. das Ein- und Durchführen bestimmter Methoden, ist das Fehlermanagement, meist als Risikomanagement bezeichnet (teilweise auch Riskmanagement) (Schreyögg, 2007, S. 213).

Abzugrenzen ist das Risikomanagement vom verwandten Qualitätsmanagement. Beide weisen eine ähnliche Vorgehensweise auf und leiten notwendige Veränderungsprozesse der Organisation ein (Bernsmann et al., 2002, S. 168). Eine weitere Schnittmenge besteht darin, dass Qualitätsmanagement mit der Qualitätsdimension Ergebnisqualität ebenfalls Fehlervermeidung anstrebt (Pauli, 2013, S. 44-45). „Betrachtet man die Maßnahmen zur Qualitätssicherung jedoch genauer, geht es dort primär darum, Fragen der Effektivität und Qualität der Patientenversorgung intensiver als bisher in den Vordergrund zu stellen....Der Betriebsablauf im Krankenhaus, die vielfältigen Anforderungen der Rechtsprechung an Aufklärung, Dokumentation und Organisation bleiben jedoch in der Regel außer Betracht" (Müller, 2003, S. 49). Risikomanagement kann daher als Ergänzung zur herkömmlichen Qualitätssicherung angesehen werden mit den Vorteilen, dass „die eingeleiteten Veränderungsprozesse die Ergebnisqualität wesentlich schneller beeinflussen und auch deutlicher messbar sind" (Bernsmann et al., 2002, S. 168). Die Ausgangslage beim Risikomanagement sind z. B. Auffälligkeiten bei den Schadensinformationen, d. h. es besteht ein konkreter Anlass, der für alle sichtbar und nachvollziehbar ist und nicht einem Selbstzweck dient. Dies sorgt für eine bessere Toleranz und Unterstützung durch die Mitarbeiter.

Um die übergeordneten Ziele der Fehlervermeidung und des gezielten Umgangs mit Fehlern zu erreichen, existieren viele Methoden und Instrumente, die der noch jungen

Wissenschaft Human Factors zugeordnet werden. Human Factors ist dabei mehr als nur eine Abgrenzung zwischen menschlichen und technischen Faktoren. Sie befasst sich sowohl mit Mensch-Technik-Interaktionen als auch zwischenmenschlichen Interaktionen (Buerschaper, 2012, S. 184). Konkrete Beispiele sind Missverständnisse, Verwechslungen, falsch ausgeführte Anordnungen etc., die auf Human Factors zurückzuführen sind (Rall & Oberfrank, 2013b, S. 892). Neben der Grundlagenforschung handelt es sich um eine angewandte Wissenschaft, die das Ziel verfolgt negative Folgen der Interaktionen zu vermindern (Badke-Schaub, Hofinger, & Lauche, 2012a, S. 7). Einige weit verbreitete Methoden möchte ich nun in Grundzügen darstellen. Sie dienen der Erfassung, Analyse und Verminderung fehlerbegünstigender Faktoren, andere ermöglichen Verbesserungen unterschiedlicher Kompetenzen, Fähigkeiten und Einstellungen und wiederum andere reduzieren die negativen Folgen von Fehlern. Für die Fehlererfassung sind prinzipiell Feedforward und Feedback Methoden denkbar (Fahlbruch, Schöbel, & Marold, 2012, S. 28-36). Im ersten Fall werden Gefahren und Risiken erfasst, bevor es zu einem Schadensereignis kommt; Middendorf (2007, S. 215) bezeichnet dies als analytische Methoden. Feedback Methoden oder auch Erfahrungsmethoden untersuchen eingetretene Schadensfälle, um daraus Informationen über fehlerbegünstigende Strukturen zu erhalten und diese in Zukunft zu vermeiden (Middendorf, 2007, S. 215). Als Informationsquellen bzw. Erhebungsmöglichkeiten dienen

- Interne Dokumente und Informationssysteme (Screening/Aktenstudium)
- Befragungen von Mitarbeitern und Kunden
- Prozessanalysen
- Externe Daten und Expertenwissen
- Zwischenfälle und near misses
 (Hubler et al., 2007, S. 1070-1071; Middendorf, 2007, S. 216-220; Safety, 2005, S. 31-36)

Exemplarisch möchte ich die Analyse von Zwischenfällen und Beinahezwischenfällen (near misses) näher beschreiben, da dieses Instrument im Gesundheitswesen bereits weit verbreitet ist und Fehlermeldesysteme seit diesem Jahr auch für Krankenhäuser verpflichtend sind, wie in Kap. 3.3.1 dargestellt wurde. Die Berichtssysteme sind nicht einheitlich, sondern können unterschiedliche Gestalt annehmen. In vielen Systemen werden ausschließlich Beinahezwischenfälle gemeldet, Ereignisse die einen Schaden verursacht haben bleiben dabei also außen vor, wobei ich mich der Meinung von Rall und Oberfrank (2013a, S. 209) anschließe, dass alle Ereignisse gemeldet werden sollten. Zwar bestehen bei tatsächlichen Zwischenfällen gewisse rechtliche Unsicherheiten, aber mit einer konsequenten Anonymisierung, im Übrigen ein weiteres Unterscheidungskriterium, kann dieses Gegenargument entkräftet werden, so dass auch diese Ereignisse als Wissensquelle nutzbar gemacht werden können. Ein vertrauliches System bietet den Vorteil, dass Daten ergänzt werden können und der Meldende eine individuelle Rückmeldung erhält. Auf der anderen Seite ist aber ein generelles Feedback auch bei anonymer Erhebung möglich und die Hemmschwelle Ereignisse anonym zu melden ist deutlich geringer (Zink, 2010, S. 25-26). Die Reichweite oder auch der Anwendungsbereich ist ein weiteres Kriterium, d. h. handelt es sich um ein internes geschlossenes System, das nur innerhalb der Institution Anwendung findet, oder werden national oder auch international Daten erhoben. Wie bereits erwähnt, werden in den meisten Fällen Fehlermeldesysteme genutzt, um Beinahezwischenfälle zu erfassen, bezeichnet werden diese Systeme als CIRS (critical incident reporting system). Vorteile gegenüber Berichtsystemen, die Zwischenfälle erfassen, sind zum einen deutlich geringere Ängste des Verursachers vor Sanktionen, weil kein Schaden entstanden ist. Zum anderen ist die Anzahl von tatsächlichen Zwischenfällen deutlich geringer als die Anzahl der Beinahezwischenfälle. Den Hintergrund bzw. eine Begründung für die Anwendung von CIRS liefert Heinrichs Gesetz (*Heinrich's triangle*). Es beschreibt einen Zusammenhang zwischen Schadensereignissen und Beinaheschäden. Demnach gehen einem Zwischenfall viele kleine und meist unbedeutend eingestufte Fehler voraus (Eiff, 2007, S. 187). Heinrich hat für schadensfreie Ereignisse und solche mit leichten sowie schweren Folgen einen Quotienten ermittelt (Riehle & Hoffmann, 2005, S. 689; Zipper, 2006, S. 801). Allerdings sind die Ergebnisse, aufgrund fehlender Informationen über Erhebungs- und Analysemethoden und berechtigten Zweifeln über die Möglichkeiten (vor allem in den 20er Jahren) Beinaheschäden zu erheben, sehr fraglich, wie Manuele (2003, S. 122-123) festhält.

Dennoch bietet aber die grundsätzliche Orientierung an Beinaheschäden bzw. Beinaheereignissen, bei von Eiff auch als *Blunt-End-Strategy* bezeichnet, eine wesentlich größere Datengrundlage (2007, S. 188), so dass fehlerbegünstigende Faktoren und unsichtbare Systemschwächen besser und zudem im Voraus identifiziert werden können (Bühmann, 2012, S. 1093; Güldner et al., 2011, S. 355). Dieser Ansatz versucht bereits kleine Fehler zu unterbinden um Schadensereignisse zu verhindern. Eine andere Auffassung die Weingardt beschreibt, kann gewissermaßen als Antithese zu Heinrichs Gesetz aufgefasst werden. Es besagt: „Um einen Fehler effizient zu vermeiden, müssen viele kleine Unvollkommenheiten *tolerant* hingenommen werden" (Weingardt, 2004, S. 256).

Im Weiteren relativiert Weingardt seine Aussage, die im Rahmen einer von ihm postulierten Fehleroffenheit getroffen wurde und schreibt, dass keine *generelle* Fehleroffenheit nötig ist. Dennoch sieht er Probleme in einer „überstarken Betonung des Fehlervermeidungsprinzips" (Weingardt, 2004, S. 257), unter anderem, weil Fehler die Fehlerbewältigungskompetenz trainieren. Die Fehlervermeidung ist also, wenn sie zu stark umgesetzt wird, ein zweischneidiges Schwert. Manzey (2012) beschreibt diesen Effekt im Rahmen von Automatisierungstendenzen, d. h. bei der Übernahme von Aufgaben durch Roboter. Dies führt zu einer mangelnden Überwachung, eingeschränktem Situationsbewusstsein und dem Verlust manueller Fertigkeiten (Manzey, 2012, S. 341-346). Letztlich verdeutlichen die beiden gegensätzlichen Thesen, dass weder die absolute Fehlervermeidung, noch eine generelle Fehlertoleranz empfehlenswert sind.

Was die Fehlererhebung angeht, so ist außerdem ein weiterer Aspekt zu beachten. "It is important to note that reporting in itself does not improve safety. It is the response to reports that leads to change" (Safety, 2005, S. 12). An die Erhebung muss sich dementsprechend eine zeitnahe und angemessene Analyse anschließen, die von der WHO daher wichtiger als die Erhebung selbst eingestuft wird (Safety, 2005, S. 12). Die Rückmeldung ist auch für die Akzeptanz des Berichtsystems selbst wichtig.

Zur Analyse kann z. B. auf die Fehler-Möglichkeits- und Einflussanalyse (FMEA) oder auch auf den PDCA-Zyklus zurückgegriffen werden, um zu überprüfen, welche Auswirkungen eine Veränderung verursacht und ob weitere Anpassungen notwendig sind (Merkle, 2014, 76). Eine Übersicht und weitere Empfehlungen für ein effektives CIRS sind:

- "reporting is safe for the individuals who report
- reporting leads to a constructive response
- expertise and adequate financial resources are available to allow for meaningful analysis of reports
- the reporting system must be capable of disseminating information on hazards and recommendations for changes"

(Safety, 2005, S. 49)

Diese von der WHO festgehaltenen Kriterien werden auch von weiteren Autoren in ähnlicher Form empfohlen (Hofinger, 2009, S. 608-609; Rall & Oberfrank, 2013a, S. 207). Die Sicherheit des Berichtenden ist entscheidend, da eine unbelastete Aufklärung eines UE durch die Sorge juristische oder auch mediale Folgen zu erleiden deutlich gehemmt wird (Sommer, 2012, S. 1534). Werden die angesprochenen Aspekte umgesetzt, unterstützt das CIRS das Lernen aus Fehlern und die Dimensionen Vertrauen und Gerechtigkeit, aus dem vorgestellten Fehlerkulturmodell von Löber (siehe Kap. 4.1), werden berücksichtigt.

Neben der Erhebung und Auswertung von Fehlerursachen und einer sich daran anschließenden Verbesserung der Systemfaktoren, ist der zweite Ansatz des Risikomanagements darauf ausgerichtet, die Kompetenzen der Mitarbeiter auszubauen. Dazu existieren diverse Methoden, die z. T. sehr gezielt einzelne Bereiche bzw. Kompetenzen fördern und andere, die gleichzeitig mehrere Aspekte ansprechen. Eine gezielte Förderung stellt beispielsweise ein Trainingsprogramm in einem Skillslab dar, in dem etwa das Legen eines Katheters oder auch ein Verbandswechsel eingeübt wird. Kommunikationstraining kann je nach Gestaltung beiden Ausrichtungen zugeordnet werden.

In der zivilen Luftfahrt wurde mit dem Crew-Resource-Management-Konzept (CRM) eine Methode eingeführt um organisationale Sicherheitskommunikation zu trainieren (Buerschaper, 2012). Durch die Anwendung auch auf andere Bereiche wird CRM heute teilweise auch mit Company Resource Management übersetzt, mit der Zielsetzung kritische Situationen zu vermeiden und die Krisenbewältigungskompetenzen von Arbeitsgruppen zu verbessern (Strohschneider, 2012, S. 324). Vermittelt wird „psychologisches Grundwissen, Beherrschen von Notfallprozeduren über effiziente Teamkommunikation bis hin zur Gestaltung interorganisationaler und internationaler Zusammenarbeit und strategischer Flexibilität" (Strohschneider, 2012, S. 329), wobei eine Schwerpunktverschiebung von technischer Systembeherrschung hin zu Interaktionen von Menschen und Technik zu verzeichnen ist. Kommunikation und ein flexibler Umgang mit Autorität sind zentrale Bestandteile der Maßnahme. Die Bedeutung der Autorität ist in der zivilen Luftfahrt, durch die Untersuchung der Ursachen von Zwischenfällen, bereits Jahrzehnte bekannt (Hagen, 2013, S. 11, 17, 49). Maßnahmen sind daher darauf ausgerichtet, das Autoritätsgefälle (Autoritätsgradient) zu senken. Dass diese Ergebnisse auch auf das Gesundheitswesen übertragbar sind, zeigen beispielsweise die Studien von St.Pierre, Scholler, Strembski und Breuer (2012, S. 857-866) und Morey et al. (2002, S. 1571-1572). Umgesetzt werden kann CRM durch Diskussionen, Fallstudien oder auch Seminare und interaktive Methoden wie Rollenspiele und Simulationen, wobei auch das Debriefing im Anschluss an die Simulation von großer Bedeutung ist (Mistele, 2007, S. 96). Näheres zum Thema Simulation und Reflexion wird im Kapitel 5.1 und 5.2 beschrieben.

Zum gezielten Umgang mit Fehlern gehört neben der Erweiterung der Kompetenzen außerdem, dass die Organisation den Mitarbeitern als second victim Unterstützungsmöglichkeiten anbietet, um die negativen Auswirkungen auf sie abzufangen (siehe Kap. 3.2.2). Darüber hinaus ist es wichtig, dass ein einheitliches Konzept besteht, wie dem betroffenen Patienten mitgeteilt wird, dass ein Fehler stattgefunden hat, und wer diese Aufgabe übernimmt. Gute Orientierungshilfen bietet das APS mit dem Dokument „Reden ist Gold. Kommunikation nach einem Zwischenfall (2012). Die juristische Perspektive in Deutschland wird dort gut, aber z. T. auch überbetont und konsequenzialistisch herausgestellt und ist weniger an den primär Betroffenen ausgerichtet (Bergemann, 2013, S. 403). Ergänzend oder auch alternativ bietet die Plattform Patientensicherheit eine deutsche Übersetzung des Harvard Konsens-Dokumentes (2009), das klar formulierte ethische Grundsätze aufgreift und Kommunikation als moralisches Handeln begreift. Um den Bezug zum vorgestellten Fehlerkulturmodell (siehe Abb. 16) herzustellen, lässt sich festhalten, dass die vorgestellten Maßnahmen die Dimensionen Flexibilität, Kommunikation und positive Emotionen fördern. Darüber hinaus bieten Simulationen auch die Möglichkeit prospektiv Fehler aufzudecken, indem in diesem geschützten Rahmen Fehlerquellen am Arbeitsplatz identifiziert werden (Dieckmann & Rall, 2012, S. 243). Somit wird zusätzlich die ergänzte Dimension Antizipation berücksichtigt.

4.3 Ausprägungsformen der Fehlerkultur in der professionellen Pflege

Auf die Ausprägungsformen beim Umgang mit Fehlern aufbauend, findet hier eine Einschätzung der Fehlerkultur in der professionellen Pflege statt. Die vorgestellte dichotome Unterscheidung in destruktiv und konstruktiv ist dabei natürlich als idealisierte und vereinfachte Modelldarstellung zu verstehen, die in der Wirklichkeit nicht absolut zutrifft, sondern auf einem Kontinuum unterschiedlich stark ausgeprägt und als Tendenz aufzufassen ist. Jede Organisation ist bei der Umsetzung des Risikomanagements unterschiedlich weit fortgeschritten, d. h. sie setzen Maßnahmen wie etwa CIRS, Simulationsteamtraining oder auch Protokolle und Checklisten mehr oder weniger häufig und angemessen um. Übergeordnet weisen diverse Quellen darauf hin, dass im deutschen Gesundheitssystem – was die professionelle Pflege mit einschließt – unverändert klassische individuelle Verantwortungszuschreibung die grundlegende moralische Denkstruktur repräsentiert (Seifart, 2013, S. 158; Zipper, 2006, S. 800). Dies zeigt sich etwa in Einstellungen wie „Wer gut ist macht keine Fehler" (Rall & Oberfrank, 2013b, S. 894).

Die Erkenntnis und Bedeutung der systemischen Sichtweise, die als zentraler Aspekt im zweiten Kapitel vorgestellt wurde, wird in vielen Fällen nicht ausreichend in der professionellen Pflege berücksichtigt. Die internationale Querschnittstudie von Sexton, Thomas und Helmreich (2000, S. 746) stellte fest, dass mehr als die Hälfte der befragten Pflegekräfte glaubt, durch Müdigkeit oder persönliche Probleme nicht beeinträchtigt zu werden. Außerdem geht die Mehrheit, vor allem der Intensivpflegekräfte, davon aus in Notfällen genauso gute Entscheidungen wie in Routinesituationen zu treffen und ein Drittel der Intensivpflegekräfte gibt sogar an keine Fehler zu machen. Darüber hinaus wird die Zusammenarbeit nur von 40% der Pflegenden als gut eingestuft und nur ein Drittel der medizinischen und pflegerischen Befragten berichteten, dass angemessen mit Fehlern umgegangen wird. Die Ergebnisse der Studie weisen auf diverse Problembereiche hin, dazu gehört die ausbaufähige Teamarbeit, ein mangelndes Bewusstsein für Fehler und fehlerbegünstigender Faktoren (Human Factors) und Barrieren offen mit Problemen umzugehen.

Mit Hilfe einer Matrix möchte ich einige Grundzüge der Fehlerkultur in der professionellen Pflege mit den Bedingungen in der Luftfahrt vergleichen. Beide Bereiche weisen Teamarbeit und einen hohen Spezialisierungsgrad auf. Darüber hinaus sind sie geprägt von hohen physischen wie psychischen Belastungen, die Arbeitsintensität schwankt, große Datenmengen müssen verarbeitet werden und intermittierend müssen unter Zeitdruck Entscheidungen getroffen werden, die z. T. fatale Folgen haben können (Schreyögg, 2007, S. 216). Pfistermeister und Maas (2013, S. 92) halten am Beispiel der Medikationstherapie aber fest, dass der Vergleich nicht ganz treffend ist, weil dem Flugzeugabsturz der „Tod infolge einer unerwünschten Arzneimittelwirkung" entgegengesetzt wird. Die möglichen Medikationsinteraktionen und unterschiedliche nicht immer zu kalkulierende Reaktionen des Patienten, unter anderem aufgrund multipler Grunderkrankungen, führen zu einer höheren Komplexität als die Technik eines Flugzeuges (Pfistermeister & Maas, 2013, S. 92). Trotz dieser Unterschiede ermöglicht der weiterentwickelte Stand des Risikomanagements der zivilen Luftfahrt, Verbesserungspotenziale zu verdeutlichen. Dies nutzten Rall und Oberfrank (2013a, S. 207), deren Kategorien sowie Inhalte zur Luftfahrt ich in der Matrix übernommen habe. Statt der Medizin wird hier allerdings ein Vergleich zur professionellen Pflege vorgenommen.

Tabelle 5: Gegenüberstellung des Risikomanagements in der Luftfahrt und professionellen Pflege (in Anlehnung an Rall und Oberfrank, 2013a, S. 207)

	Luftfahrt	Professionelle Pflege
Sicherheitskultur	Sicherheit hat absolute Priorität	Neben der Sicherheit werden auch Ziele wie Ressourceneinsparung oder Patientendurchsatz verfolgt. Teilweise Effizienz wichtiger als Effektivität (siehe Kap. 2.7)
Ausbildung	Ausbildung in human factors sowie CRM Training	Sicherheit, Fehlerentstehung und –vermeidung werden kaum in der Ausbildung thematisiert. Kein CRM- oder Teamtraining (KrPflG, Ausbildungsrichtlinie NRW)
	Regelmäßiges Training im Flugsimulator	Weder regelmäßiges noch verpflichtendes Simulationstraining (KrPflG, Ausbildungsrichtlinie NRW)
Prüfung/Zulassung	Regelmäßige Kompetenzüberprüfung im Flugsimulator (Möglichkeit Flugerlaubnis zu verlieren)	Nach der Abschlussprüfung keine weiteren Überprüfungen der Kompetenzen ("Was ist die Registrierung beruflich Pflegender," 2014)
Gesetzliche Regelungen	2x Simulationstraining/Jahr (verpflichtend)	Verpflichtung nach aktuellem wissenschaftlichen Stand zu arbeiten, aber keine Vorgaben wie dies erreicht wird, d. h. es gibt keine gesetzlich verpflichtenden Fortbildungen (siehe Kap. 3.3.1)
	Unabhängige interdisziplinäre Untersuchung aller Flugzeugabstürze (verpflichtend)	Richtlinie des GBA schreibt Fehlermeldesysteme für Krankenhäuser vor, aber die Art und Weise ist nicht genauer spezifiziert (siehe Kap. 3.3.1)

Die Gegenüberstellung verdeutlicht, dass die Fehlerkultur in der professionellen Pflege einige Schwachstellen, sowohl in der Ausbildung und den gesetzlichen Rahmenbedingungen sowie bei der Priorisierung der Sicherheit neben anderen Faktoren, aufweist. Durch die Richtlinie des GBA sind zumindest Krankenhäuser nun dazu verpflichtet Fehlermeldesysteme zu etablieren und ihre Mitarbeiter je nach Bedarf zu schulen. Ein Aspekt der Schulung besteht darin, den Mitarbeitern zu erklären, welche Ereignisse gemeldet werden und wie dies erfolgt. Eine ausschließlich auf Wissensvermittlung basierte Schulung ist aber nicht hinreichend, weil die bestehende individuumzentrierte Fehlerperspektive bei vielen Mitarbeitern, trotz gegenteiliger wissenschaftlicher Belege, weiterhin vorherrscht. Eine essentielle Voraussetzung für die effektive Umsetzung und Anwendung unterschiedlicher Maßnahmen des Risikomanagements ist demnach, das Verständnis für die Notwendigkeit und den Sinn dieser Instrumente bei den Mitarbeitern zu wecken. Das heißt Pflegende (und andere Gesundheitsberufe) müssen eine konstruktive Fehlerkultur verinnerlichen, in der auf die Bestrafung einzelner Personen möglichst verzichtet werden sollte, wie der Sachverständigenrat (2003, S. 62) bereits im Gutachten von 2003 festgehalten hat. Es darf nicht sein, dass Pflegekräfte mehr Angst vor ihren Kollegen als vor dem Staatsanwalt haben wie Fussek (zitiert in Bäumlisberger, 2012) kritisiert. Es muss daher das Ziel sein, einen offenen Umgang mit Fehlern ohne Bestrafung, Mobbing usw. im gesamten Team und der Organisation zu erreichen.

5 Möglichkeiten zur Förderung der Fehlerkultur im Rahmen der Ausbildung professionell Pflegender

Die gesammelten Erkenntnisse und Darstellungen der vorangegangenen Kapitel münden in diesem Kapitel in einer Ausarbeitung, inwiefern die Fehlerkultur von Auszubildenden Gesundheits- und Krankenpflegern/Gesundheits- und Kinderkrankenpflegern beeinflusst werden kann und welche Maßnahmen dafür geeignet sind. Somit wird eine zentrale Kategorie des *contributory factor frameworks* von Vincent (siehe Kap. 2.7) als Ansatzpunkt für Verbesserungsmaßnahmen aufgegriffen.

Grundsätzlich bestehen zur Kulturmanagement Debatte drei Positionen, die Optimisten, die Pessimisten und die Realisten (Eberhardt, 2013, S. 16). Meine Position ist zwischen den Realisten und Optimisten anzusiedeln, d. h. ich gehe davon aus, dass (Fehler-) Kulturen dynamisch sind und die Veränderungen zumindest teilweise durch bestimmte Maßnahmen gefördert werden können. Kiel und Ewald (2013, S. 121) halten fest, dass Organisationen erwünschte Werte anregen, aber nicht direkt darauf Einfluss nehmen können, weil sie durch das soziale System der Mitarbeiter entstehen. Die Möglichkeiten zur Kulturgestaltung bestehen darin, Veränderungen der Rahmenbedingungen zu schaffen und beziehen sich überwiegend auf die Führung oder auch das Change Management (Eberhardt, 2013, S. 23). Diese Bereiche und Gestaltungsmöglichkeiten werden in diesem Rahmen nicht näher ausgeführt, stattdessen wird eine pädagogische Perspektive eingenommen. Es werden Maßnahmen, die sich auf die Ausbildung sowohl in der Schule als auch im Praxisbereich beziehen, thematisiert. Prinzipiell sind Fort- und Weiterbildungen ebenfalls geeignet um Wissen und Fähigkeiten zu vermitteln um die Patientensicherheit zu fördern, aber die Education and Training Subgroup (2014, S. 14) empfiehlt die Vermittlung vor dem Abschluss der Ausbildung, die ich daher hier fokussieren möchte.

Ein weiterer Aspekt, der berücksichtigt werden muss, ist, dass die Arbeit nicht auf eine konkrete Organisation ausgerichtet ist. Das grundsätzlich zu empfehlende Vorgehen einer Ist-Diagnose, Zielbestimmung und eine sich daran anschließende Entwicklung konkreter Veränderungsschritte kann daher nicht spezifisch umgesetzt werden (Eberhardt, 2013, S. 20). Beim Ist-Zustand beruht die Arbeit auf den in Kapitel 4.3 vorgestellten Annahmen, dass bei vielen professionellen Pflegekräften das Bewusstsein für

Fehler und ihrer systemischen sowie Human Factors Komponenten nicht genügend ausgeprägt ist. Aufgrund der fehlenden Datengrundlage muss auf konkrete Zielgrößen verzichtet werden, so dass lediglich die übergeordnete Zieldimension der konstruktiven Fehlerkultur bzw. der Patientensicherheit festgelegt wird (siehe Kap. 4.1). Unter der Prämisse, dass die Fehlerkultur durch bestimmte Maßnahmen beeinflusst werden kann, muss dennoch festgehalten werden, dass eine langfristige Veränderung und Stabilisierung der Einstellung, Fehler als Lernchancen wahrzunehmen und daraus einen Veränderungsbedarf abzuleiten, sich schwierig gestaltet (Eberhardt, 2013, S. 20; Schrappe, 2005, S. 482). Ein Grund dafür besteht darin, dass Menschen auf Überzeugungen beharren und Bekanntes trotz möglicher Gegenargumente beibehalten (Frey, 2007, S. 99-103). Reason (1994, S. 110) bezeichnet dies auch als Rigidität und beide heben dadurch die normative Kraft des aktuell Bestehenden hervor, die zur Ablehnung von Veränderungen führt. „Nicht völlige Offenheit, sondern Bedenken gegen das Neue ist ein gängiger menschlicher Reflex" (Kriegesmann et al., S. 252). Ein weiterer Grund für Schwierigkeiten der Kulturveränderung ergibt sich aus der Funktion derselben. Das heißt die Sicherheit und Orientierung, die eine Kultur dem Mitglied bietet, bedeutet auch, dass Veränderungen diese Sicherheit gefährden und das bisherige Vorgehen infrage stellen (Homma & Bauschke, 2010, S. 48). Dies gilt es bei der Umsetzung zu beachten, um die Mitarbeiter zu erreichen und Barrieren aus dem Weg zu räumen. Darüber hinaus ist es sinnvoll, darauf hinzuweisen, dass alle in der gleichen Situationen sind und zusammen das Ziel verfolgen Patienten sicher zu versorgen (Homma & Bauschke, 2010, S. 48-49). Ein weiterer Grundsatz besteht darin eine Balance zu finden um auf die Risiken aufmerksam zu machen ohne die Zielgruppe zu demotivieren und zu verängstigen (WHO, 2011, 54).

Ein Rückverweis auf die in dieser Arbeit Anwendung findende Definition (Kap. 4.) verdeutlicht, dass Einstellungen, Kompetenzen und Verhaltensmuster Elemente der Fehlerkultur sind. Daraus ergibt sich die Notwendigkeit unterschiedliche Methoden und pädagogischer Prinzipien zu nutzen, da beispielsweise Haltungen „nicht durch kognitive Prozesse erworben werden" (Rabe, 2012, S. 120). Das heißt, sowohl die kognitive und emotionale Ebene sowie verhaltensabhängige Aspekte müssen angesprochen werden (Homma & Bauschke, 2010, S. 165). Schule und Praxis können sich, aufgrund ihrer Eigenarten und Schwerpunkte, gegenseitig ergänzen und einen wichtigen Beitrag leisten um die gesetzte Ziele zu erreichen (Bohrer, 2014, S. 97-98). Eine Zusammenarbeit der beiden Lernorte, die unter den Begriff Lernortkooperation gefasst wird, ist daher von großer Bedeutung. Dazu gehört unter anderem die Einbindung von Praxisanleitern, regelmäßige Anleitungs- und Reflexionsgespräche oder auch die Einführung verschiedener Praxisinstrumente (Bohrer, 2014, S. 99). In der folgenden Abbildung werden die wesentlichen Merkmale der beiden Lernorte dargestellt.

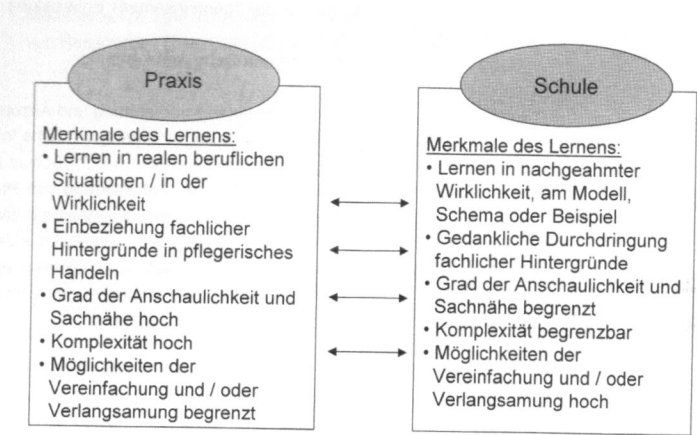

Abbildung 17: Merkmale des Lernens in Praxis und Schule (Bohrer, 2014, S. 97)

Darauf aufbauen, stelle ich nun separat für beide Lernorte, einige Vorschläge und Empfehlungen zur Gestaltung und Umsetzung geeigneter Maßnahmen, vor.

5.1 Ausbildungsort: Schule

„Sag es mir und ich werde vergessen

Zeige es mir und ich werde mich erinnern

Binde mich ein und ich werde verstehen

Tritt zurück und ich werde handeln."

chinesisches Sprichwort (zitiert in Schneider, 2014, S. 5)

Die Planung der Unterrichtsgestaltung findet im Rahmen dieser Arbeit nur auf einer übergeordneten Ebene statt. Das bedeutet, es wird keine konkrete Unterrichtssequenz gestaltet, sondern es werden Hinweise und Orientierungshilfen für die Planung vorgestellt, die dann im Rahmen der curricularen Planung an die jeweiligen Erfordernisse und Rahmenbedingungen angepasst werden müssen. Dies gilt sowohl für die Inhalte als auch die Sequenzierung der Themen.

Grundsätzlich lassen sich primär zwei unterschiedliche Herangehensweisen unterscheiden. Zum einen ist es möglich, Inhalte als Blockveranstaltung zu vermitteln, oder das Thema integrativ, also im Rahmen verschiedener Lerneinheiten intermittierend aufzugreifen. Da kein spezielles Curriculum einer Organisation fokussiert wird, verweise ich wie bereits in Kapitel 4.3 auf die Ausbildungsrichtlinie NRW. In dieser werden die Themen Fehlerentstehung und –vermeidung sowie der Umgang mit Fehlern nicht explizit in einer Lerneinheit aufgegriffen, weil zur Zeit der Erstellung vor über zehn Jahren die Bedeutung des Themas noch nicht weit verbreitet war. Empfehlungen zur Umsetzung liegen daher in dieser Richtlinie nicht vor. Beim Verweis auf andere, vor allem internationale Empfehlungen, muss darauf hingewiesen werden, dass der Begriff Fehlerkultur im angelsächsischen Sprachraum nahezu überhaupt nicht zu finden ist (Löber, 2012, S. 189). Curriculare Empfehlungen fallen daher meist unter den Terminus Patient Safety (Patientensicherheit). Dieser kann als übergeordnete Zielsetzung eines erfolgreichen Risikomanagements angesehen werden, das wiederum abhängig ist von der Fehlerkultur. In Anlehnung an eine Darstellung von Löber sind die Verhältnisse zwischen den Begriffen Fehlerkultur, Risikomanagement und Patientensicherheit vereinfacht in der Abbildung 18 dargestellt.

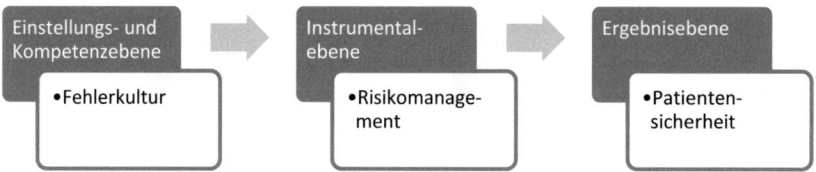

Einstellungs- und Kompetenzebene	Instrumental-ebene	Ergebnisebene
•Fehlerkultur	•Risikomanage-ment	•Patienten-sicherheit

Abbildung 18: Zusammenhang zwischen Fehlerkultur, Risikomanagement und Patientensicherheit (Modifizierte Darstellung in Anlehnung an Löber, 2012, S. 339)

Löber unterscheidet drei Ebenen, die Fehlerkultur wird als Einstellungsebene, das Risikomanagement als Instrumentalebene und die Patientensicherheit wird der Ergebnisebene zugeordnet. Die Kompetenzebene wurde bei der Fehlerkultur, aufgrund der in diesem Buch verwendeten Definition, ergänzt. Zwischen der Fehlerkultur und der Patientensicherheit besteht eine unmittelbare Verbindung, so dass die Empfehlungen, die unter den Begriff Patientensicherheit fallen, übertragen werden können. Die WHO, bzw. auf europäischer Ebene die Patient Safety and Quality of Care Working Group (PSQCWG), haben Empfehlungen zur Ausbildung und dem Training zur Patientensicherheit veröffentlicht. Letztere nennt als Beispiele für Themen der Patientensicherheit in der Ausbildung „reporting incidents, human factors engineering, and information transfer between health care professionals and towards patients" (Subgroup, 2014, S. 5). Die Veröffentlichung der EU rekurriert explizit auf die Themen der WHO, so dass lediglich diese in einer Gegenüberstellung zu Themengebieten der Arbeitsgruppe Bildung und Training (2014), unter Federführung des Aktionsbündnis Patientensicherheit e. V., aufgenommen werden.

Tabelle 6: Gegenüberstellung der Themengebiete zur Patientensicherheit von der Arbeitsgruppe Bildung und Training und der WHO

Arbeitsgruppe Bildung und Training	WHO
- Was ist Patientensicherheit und warum ist sie wichtig?	- What is patient safety?
- Ursachen von kritischen Ereignissen und Patientenschäden	- Why applying human factors is important for patient safety - Understanding and managing clinical risk [doppelt zugeordnet]
- Systemdenken	- Understanding systems and the effect of complexity on patient care
- Beteiligung von PatientInnen	- Engaging with patients and carers
- Sicherheitskultur	
- Teamarbeit	- Being an effective team player
- Kommunikation	
- Lernen aus kritischen Ereignissen	- Learning from errors to prevent harm
- Patientensicherheitsmaßnahmen	- Patient safety and invasive procedures - Improving medication safety - Using quality-improvement methods to improve care - Infection prevention and control - Understanding and managing clinical risk

Die Tabelle verdeutlicht, dass die vorgeschlagenen Themengebiete von beiden Arbeitsgruppen sehr ähnlich ausfallen. Die WHO greift die Kommunikation nicht explizit als eigenen Bereich auf, aber in dem Thema *Being an effective team player* ist es indirekt enthalten. Des Weiteren fehlt ein Pendant zur Sicherheitskultur, was – wie bereits erwähnt wurde - auf den unterschiedlichen Sprachraum zurückzuführen ist. Die übrigen Punkte entsprechen einander und differieren lediglich in der Strukturierung. Beide Vorlagen decken die zentralen Themengebiete ab, die für die Förderung der Fehlerkultur notwendig sind und bieten somit eine gute Orientierung für die inhaltliche Gestaltung der Lerneinheit.

Nach der Auswahl der Themengebiete muss die Entscheidung getroffen werden, wie die Inhalte in das jeweilige Curriculum eingegliedert werden. Eine Integration des Themas ist in diversen Lerneinheiten der Ausbildungsrichtlinie NRW möglich, weil potenziell jede Tätigkeit fehlerhaft ausgeführt werden und negative Auswirkung verursachen kann. Naheliegende Bezüge bestehen beispielsweise bei den Lerneinheiten Vitalzeichen kontrollieren (I. 10), Medikamente verabreichen (I. 11) oder bei der Infusionstherapie assistieren (I. 14), weil Fehler in diesen Bereichen schwere Folgen für den Patienten bewirken können. Darüber hinaus tangiert das Thema aber auch die Zusammenarbeit mit anderen Berufsgruppen (I. 27) und im Rahmen des Teilbereiches Gespräche führen, beraten und anleiten (I. 19-23) ist die Kommunikation in doppelter Hinsicht relevant. Einerseits kann die Ursache des Fehlers in der Kommunikation liegen und andererseits kann die Kommunikation selbst fehlerhaft sein und einen Schaden verursachen. Außerdem sind Verweise bei den Themen Dokumentation (I. 24), Ethik (II. 11) oder auch Recht (II. 14-15) sinnvoll, so dass zahlreiche Möglichkeiten existieren, das Thema integrativ immer wieder aufzugreifen. Der Vorteil dieses fächerintegrativen Vorgehens besteht darin, dass das Thema immer wieder ins Gedächtnis gerufen wird und es nicht als marginales Phänomen, sondern als alltäglicher und essentieller Bestandteil der Pflege wahrgenommen wird (Subgroup, 2014, S. 31-32). Aufgrund des unmittelbar deutlichen Praxisbezuges ist die Vermittlung bestimmter Fehler/Fehlerquellen bei der Wissens- und Fähigkeitsvermittlung der jeweiligen Tätigkeit, wie z. B. der Verabreichung von Medikamenten, angebracht (WHO, 2011, S. 48). Eine Schwierigkeit, die sich aus dem fächerintegrativen Vorgehen ergibt, besteht darin, dass viele Lehrkräfte das Thema ansprechen. Diese müssen daher über das notwendige Wissen verfügen und außerdem sich untereinander austauschen, damit ersichtlich ist, in wieweit die Patientensicherheit thematisiert wurde. Der Lernzielkatalog der Arbeitsgruppe Bildung und Training hält fest, dass das Thema Patientensicherheit nicht notwendigerweise als separates *Fach* im Sinne einer Lehrveranstaltung vermittelt werden muss (2014, S. 8). Dennoch halte ich es für sinnvoll die Grundkenntnisse, beispielsweise aus dem Bereich des Risikomanagements, der Sicherheitskultur oder der Human Factors, als separate Blockveranstaltung umzusetzen, da diese nicht unmittelbar Bezüge zu anderen Lerneinheiten aufweisen und dieses Hintergrund- und Orientierungswissen als theoretische Grundlage für eine systematische Reflexion notwendig ist. Das heißt, die Bedeutung der Patientensicherheit sowie Wissen über Einflussfaktoren und grundsätzliche Hinweise zum Umgang mit Fehlern sollten als eigene Lerneinheit vermittelt werden. Die übrigen Themen, mit unmittelbarem Bezug zu anderen Lerneinheiten, können je nach zeitlichen Ressourcen in einem Überblick in dieser Lerneinheit vorgestellt, ansonsten aber vertiefend in den zuvor beispielhaft beschriebenen anderen Lerneinheiten integriert werden.

Für die Sequenzierung der Unterrichtsinhalte empfiehlt die Arbeitsgruppe Bildung und Training für den Einstieg das Thema „Patientensicherheit – Was ist das und warum ist sie wichtig?" (2014, S. 8). Diesem Vorschlag schließe ich mich an, weil es zunächst eine Orientierung zu Inhalten und vor allem zur Relevanz des Themas beinhaltet. Somit entspricht dieser Schritt dem Vorgehen, das sich aus dem Transtheoretischen Modell der Verhaltensänderung ergibt, zunächst ein Problembewusstsein zu schaffen – welches bisher noch unzureichend ausgeprägt ist (siehe Kap. 4.3) - um eine Verhaltensänderung zu erreichen (Knoll, Scholz, & Rieckmann, 2011, S. 52-56; Lippke & Renneberg, 2006, S. 47-51). Dies ist notwendig, damit bereits etablierte Methoden wie Checklisten und Meldesysteme auch umgesetzt werden (Francois-Kettner & Jonitz, 2014, S. 3). Die Mitarbeiter müssen die Notwendigkeit des Kulturwandels erkennen, d. h. Maßnahmen müssen den Mitarbeitern plausibel näher gebracht und begründet werden (Homma & Bauschke, 2010, S. 39, 43). Erst diese weiterführenden Erläuterungen führen dazu, dass die erworbenen Kenntnisse in der Praxis genutzt werden. Darüber hinaus wird der zeitliche Ablauf, analog zur inhaltlichen Integration der Themenbereiche, entsprechend den Anforderungen und Vorbedingungen der jeweiligen Einrichtungen, nicht näher vorgegeben. Die WHO (2011, S. 41-50) stellt aber einige Grundzüge der Gestaltungsmöglichkeiten vor, die als Anregungen für eine eigene Umsetzung dienen. Als zeitlicher Rahmen werden etwa 60-90 Minuten für die einzelnen Themenbereiche empfohlen, wobei Abweichungen aufgrund von zeitlichen Ressourcen und abhängig von den verwendeten Methoden möglich sind (WHO, 2011, S. 35, 44). Grundsätzlich halte ich diese Freistellung der Methodenwahl für sinnvoll, weil sie die Akzeptanz bei den Einrichtungen und den Lehrkräften fördert. Allerdings ist es angebracht darauf hinzuweisen, dass die kognitive und emotionale Ebene sowie verhaltensabhängige Aspekte angesprochen werden sollten, da die gewünschte Veränderung der Fehlerkultur auch das Selbstverständnis betrifft und nur durch die Kombination dieser Ebenen effektiv gelingt (Homma & Bauschke, 2010, S. 165).

Einige Methoden, die in diesem Rahmen geeignet sind, möchte ich abschließend vorstellen. Die Auswahl ist abhängig vom Inhalt, der transportiert werden soll, gleichzeitig gilt es aber auch die Präferenzen und Erfahrungen des Lehrers sowie der Auszubildenden zu berücksichtigen (WHO, 2011, S. 53). Die hier vorgestellten Vorschläge sind daher als Empfehlungen und nicht Verpflichtungen anzusehen, die bei Bedarf an die jeweiligen Erfordernisse angepasst werden können und auch sollten.

Die Arbeit mit Fallbeispielen im Unterricht bietet vielfältige Einsatzmöglichkeiten. Je nach Gestaltung, Intention und Umfang können unterschiedliche Formen voneinander abgegrenzt werden. Eine Fallstudie ist nach Herrgesell (2007, S. 2) eine Unterrichtsmethode, die als Arbeitsgrundlage für einen Lernprozess dient. Die Lernenden erarbeiten anhand eines konkreten Falls spezifische Probleme und erwerben selbständig Wissen. Ein Fallbeispiel hingegen erfüllt diese Anforderungen nicht und kann somit als eine vereinfachte Version der Fallstudie angesehen werden, die meist zur Illustration von Inhalten verwendet wird. Dennoch gilt für beide, dass sie komplex, wissenschaftsbezogen, handlungsbezogen und ganzheitlich gestaltet sein sollen (Herrgesell, 2007, S. 3-4). Dies führt dazu, dass sie meist mehrere Themen abdecken und direkte Bezüge zur Praxis aufweisen. Idealerweise sollten die Fälle laut WHO (2011, S. 51) Situationen und Umstände verwenden, die üblich und relevant für die Auszubildenden sind. Je nach Präferenzen und Erfahrungen sind bei der Anwendung unterschiedliche Phasierungen möglich, die beispielsweise an den problemorientierten Unterricht nach Heinrich Roth oder den Siebensprung angelehnt sind (Herrgesell, 2007, S. 6-8; Schwarz-Govaers, 2013, S. 221-229). Im Rahmen der Fallarbeit sind diverse Kombinationen mit unterschiedlichen Methoden möglich wie etwa Herrgesell (2007, S. 13-21) in einer Übersicht darstellt. Die Fälle können entweder vom Lehrer zur Verfügung gestellt werden und sowohl in Textform als auch durch Videos vorgestellt werden (Schmidt, 2013, S. 298-301) oder aber aus den Erfahrungen der Auszubildenden hervorgehen. In Anlehnung an den erfahrungsbezogenen Unterricht von Scheller (1987) ist es auch möglich die Erfahrungen der Auszubildenden als zentrales Unterrichtselement zu fokussieren. Je nach Praxiserfahrungen der Auszubildenden können die konkreten Erfahrungen mit Fehlern gesammelt werden und Diskussionen über Ursachen und mögliche Präventionsmaßnahmen einleiten. Dies erhöht die Praxisrelevanz und somit auch die Motivation für das Thema. Abhängig von der Gestaltung und dem Inhalt kann die Fallarbeit auf unterschiedliche Art und Weise in allen Themenbereichen verwendet werden. Sie bietet den Vorteil unterschiedliche Ebenen bei den Auszubildenden anzusprechen, so dass sie für das Thema

Patientensicherheit besonders interessant sind. Die Fälle können beispielsweise einen Rahmen bieten, um unterschiedliche Patientensicherheitsmaßnahmen kennenzulernen und in dieser sicheren Umgebung anzuwenden.

Als zweite Methode stelle ich den Lehrervortrag vor. Dieser ist sinnvoll für die Vermittlung von theoretischen Konzepten und um einen Überblick über Themen zu bieten und zielt überwiegend auf Wissensvermittlung ab (Merkens, 2010, S. 56). Trotz häufig geübter Kritik am Frontalunterricht stellen Oelke und Meyer (2013, S. 179) heraus, dass darin nicht zwangsläufig etwas Schlechtes zu sehen ist. Je nach Gestaltung ist er geeignet, um in ein neues Thema einzuführen oder auch Ergebnisse aus Einzel-, Partner- oder Gruppenarbeiten auszuwerten (Oelke & Meyer, 2013, S. 183). Bezogen auf die Themengebiete zur Patientensicherheit ist beispielsweise eine Anwendung bei den Themen *Was ist Patientensicherheit und warum ist sie wichtig?* oder auch *Ursachen von kritischen Ereignissen und Patientenschäden* sinnvoll. Außerdem könnten die Grundzüge der systemischen Sichtweise anhand des in Kapitel 2.6 vorgestellten Fehlerkulturmodells von Reason (1994) ebenfalls durch einen Lehrervortrag erläutert werden.

Die dritte Methode, das Rollenspiel, weist eine deutlich andere Zielsetzung auf. Mit Hilfe von Rollenspielen ist es möglich die Perspektiven von unterschiedlichen Beteiligten (Pflege, Patient, Angehörige, Arzt…) einzunehmen und darzustellen. Darüber hinaus können im Szenario unterschiedliche Verhaltensweisen im Sinne eines „Was wäre wenn" durchgespielt und erlebt werden (WHO, 2011, S. 58-59). Der Schwerpunkt bei Rollenspielen liegt „in der Auseinandersetzung mit bestimmten Verhaltensweisen sowie dem Kommunikationsverhalten"(Mamerow, 2008, S. 100), das Einüben von Fertigkeiten ist meist sekundär. Rollenspiele ermöglichen es mehrere Ebenen – z. B. kognitive und emotionale – anzusprechen und Perspektivverschränkungen zu verdeutlichen. Daher ist eine Anwendung bei den Themen *Teamarbeit* oder auch *Kommunikation* empfehlenswert. Beide Themen profitieren außerdem von der lebendigen und praktischen Anwendung, die Teil des Rollenspiels sind. Denkbar ist ein Rollenspiel, in dem verschiedene Rollen in den unterschiedlichen Settings Einzug finden. So ist es möglich neben der pflegerischen Perspektive auch die Sicht des Patienten, seiner Angehörigen, von Ärzten sowie weiterer Mitarbeitern darzustellen. Dadurch können sich die Auszubildenden besser in die jeweiligen Personen hineinversetzen und deren Sichtweise nachvollziehen. Dadurch wird deutlich, dass darüber hinaus Rollenspiele zur Gestaltung von Haltungen beitragen (Rabe, 2012, S. 120). Eine methodische Umsetzung ist daher auch bei der Vermittlung von ethischen Inhalten zu empfehlen.

Die letzte Methode wird teilweise auch als theoretisch dritter Lernort bezeichnet, weil er sowohl Anteile der Schule als auch des Arbeitsplatzes kombiniert. Hierfür werden unterschiedliche Begriffe verwendet. Reetz (1996, S. 35 zitiert in Muster-Wäbs, Ruppel & Schneider, 2005, S. 76) spricht von Lerninseln oder auch Kompetenzzentren, wohingegen Ertl-Schmuck (2013, S. 332) es als Lernwerkstatt bezeichnet. Beide verstehen darunter ein arbeitsplatzverbundenes Lernen, das bedeutet, es werden realähnliche Situationen nachgestellt, die aber nicht am Patienten umgesetzt werden. Dies entspricht somit dem Skills-Lab wie es unter anderem bei Oelke und Meyer (2013, S. 366) und Mamerow (2008, S. 106) beschrieben wird. Ebenso fällt darunter das Simulatortraining, welches im Rahmen dieser Lerneinheit ein großes Potential bietet und von der WHO explizit empfohlen wird (2011, S. 48-49). Der Hintergrund dafür ist, dass Expertise darin besteht, „über einen großen Vorrat an brauchbaren Routinen zu verfügen, mit denen man mit einer Vielfalt von Eventualitäten zurechtkommt" (Reason, 1994, S. 87). Der Vorteil, der durch erfahrungsbasiertes Lernen aufgebauten Skripts, besteht darin, dass sie in „kontextähnlichen Situationen schnell abgerufen werden können" (Kiesewetter et al., 2013, S. 220). Dargestellt wurde dies bereits in Kapitel 2.4, vor allem durch das RPD Modell von Klein und den ergänzenden Erläuterungen von Dreyfus und Dreyfus (2000) sowie Benner et al. (2000). Normalerweise findet dieses Lernen überwiegend im Berufsalltag statt, aber da ein Lernen à la Versuch und Irrtum die Gesundheit der Patienten gefährdet und somit moralisch nicht zu vertreten ist, gilt es, zumindest ergänzend andere Wege zu finden, um Expertise zu erwerben. Ebendies ermöglicht die Durchführung von Simulationen im Rahmen der Ausbildung. Grundsätzlich werden Arbeitssituationen möglichst realitätsnah nachgestellt und die Beteiligten können die ganze Bandbreite an Fähigkeiten einbringen (Trentzsch et al., 2013, S. 903). „Routinen können erlernt und zugleich einer Reflexion unterzogen werden....nach dem Einüben von Einzelhandlungen kann die Aufmerksamkeit für das Wahrnehmen der situativen Befindlichkeit des zu pflegenden Menschen freigesetzt werden" (Ertl-Schmuck, 2013, S. 332-333). Es ist möglich kritische Situationen einzuüben und Erfahrung zu sammeln ohne dabei Patienten zu gefährden. Durch Videoaufnahmen und externe Beobachter ist es möglich die anschließende Reflexion (Debriefing) sehr gezielt durchzuführen und Positives wie Negatives zu besprechen (Kiesewetter et al., 2013). Diese Reflexionsmöglichkeit in Kombination mit der Simulation bezeichnet Trentzsch et al. (2013, S. 904) als die „intensivste Form des Lernens." Eine ähnliche Einstellung vertritt auch Rall (2012, S. 1530), der diesen Maßnahmen *tiefe Lerneffekte* zuschreibt. Diese können sich je nach

Form, Intention und weiterer Faktoren der Simulations- und Rahmenbedingungen auf unterschiedliche Bereiche beziehen. Einerseits ist es möglich, dass die Simulationen eher im Sinne eines Skill-Labs dem Einüben und Vertiefen von Fähigkeiten und Fertigkeiten dienen. Dazu gehören etwa Maßnahmen wie das sterile Legen eines Blasenkatheters, das Aufziehen von Infusionen und weitere, insbesondere hygienische Aufgaben.

Andererseits ist aber auch eine Umsetzung in einem Team im Sinne eines CRM Trainings möglich, dessen Grundzüge bereits in Kapitel 4.2 vorgestellt wurden. CRM hat übergeordnet vor allem zwei Effekte; es erhöht die Patientensicherheit und bewirkt positive Teameffekte (Rall, 2012, S. 1531). Die Teammitglieder lernen, dass sie durch Hinweise und das Ansprechen von Bedenken einen wichtigen Beitrag dazu leisten den Einfluss von humanfaktoriellen Einflussgrößen wie Aufmerksamkeit, Ablenkung, Fixierung oder Informationsdefizit und Missverstehen abzuschwächen (St.Pierre, 2013, S. 203). Außerdem muss sich jeder Mitarbeiter im Klaren darüber sein, dass diese Faktoren unabhängig von der Kompetenz wirksam sind, d. h. jeder ist davon betroffen. Durch wiederholtes Einüben von gängigen Aufgaben, die im Team bewältigt werden müssen, und begleitende Informationen aus dem Bereich der Human Factors sowie begleiteten Reflexionen der Handlungen können Problembereiche wie etwa Hierarchiebarrieren nach und nach abgebaut werden. Trotz des hohen Aufwandes (räumlich, zeitlich...) gegenüber vielen anderen Methoden sprechen zahlreiche Argumente dafür, diese Methode in der Ausbildung sowie darüber hinaus, systematisch zu integrieren. Hervorzuheben ist vor allem die gleichzeitige Förderung der individuellen und interdisziplinären Fähigkeiten und Fertigkeiten sowie die Förderung einer unterstützten Einstellungs- und Haltungsveränderung gegenüber Fehlern. Vor allem durch das Debriefing im Rahmen des CRM leistet diese Methode einen großen Beitrag zur Entwicklung einer konstruktiven Fehlerkultur, die, wie in Kapitel 4.3 herausgestellt wurde, einiger Verbesserungen bedarf.

5.2 Ausbildungsort: Praxis

„Wirklichkeit zu bewältigen kann grundsätzlich nur in der Wirklichkeit gelernt werden" [Hervorhebung im Original] H. Ch. Steinborn, I. Weilnböck-Buck zitiert in (Denzel, 2007, S. 80)

Diese grundsätzliche Aussage lässt sich auch auf das Thema Patientensicherheit übertragen. Selbst bei Anwendung vielfältiger Methoden in der Schule kann eine isolierte und ausschließliche Vermittlung im theoretischen Lehrgebäude, die umfassende Entwicklung einer konstruktiven Fehlerkultur nicht gewährleisten. Rosentreter (2013, S. 256) schreibt: „Der zu bevorzugende Lernort für das Erlernen von Verhalten und Maßnahmen zur Patientensicherheit ist die (klinische) Praxis" (S. 256). Dies bestätigt auch die WHO mit der Aussage „Student learning is ideally experienced in the workplace setting" (2011, S. 41). Der Lernort Praxis bietet die Gelegenheit die unterschiedlichen Fähigkeiten und Fertigkeiten mit allen Rahmenbedingungen zu erleben, die in der Theorie nicht nachgestellt werden können (Mamerow, 2008, S. 47). So ist es beispielsweise möglich die Kommunikation sowohl mit Patienten als auch Mitarbeitern bei der konkreten Arbeit zu erlernen. Darüber hinaus können die vielfältigen Fertigkeiten durchgeführt und verinnerlicht werden. Die reale Situation führt zudem zu einer bewusst erlebten Relevanz, die wiederum die Motivation fördert. Zusammenfassend lässt sich somit festhalten, dass die Praxis Bezüge zu allen vorgestellten Themengebieten ermöglicht. Vor diesem Hintergrund möchte ich nun die Rollen und Aufgaben der Praxisanleiter und Teammitglieder, sprich der zentralen Beteiligten für die Ausbildung in der Praxis, darstellen. Dazu gehe ich auf explizite, aber vor allem auch implizite Lernformen ein, die wesentlichen Einfluss auf die Entwicklung der Auszubildenden ausüben. Bezogen auf die Patientensicherheit wird dabei herausgestellt, wie und mit welchen Mitteln richtige Verhaltensweisen und Haltungen vermittelt und falsche Routinen korrigiert werden können.

In der Praxis wird die Ausbildung von Praxisanleitern übernommen, die mit der Einführung des § 2 (2) der Ausbildungs- und Prüfungsverordnung für die Berufe in der Krankenpflege (KrPflAPrV) erstmals explizit für die Ausbildung mitverantwortlich sind (Mensdorf, 2013, S. 53-54). Ihre Aufgaben sind unter anderem die Einarbeitung, Begleitung und Beratung sowie Reflexion von Auszubildenden (Mamerow, 2008, S. 11). Vermittelt werden nicht nur Wissen und Techniken, sondern zentral ist auch die Förderung von Einstellungen, Haltungen und Verhaltensweisen allgemein zum Pflegeverständnis (Denzel, 2007, S. 5-7; Mamerow, 2008, S. 134; Quernheim, 2013, S. 7-14) und speziell zum Umgang mit Fehlern. Zusammen mit Lehrern, die regelmäßig Pflegebegleitungen mit den Auszubildenden durchführen, sind sie wichtige Bindeglieder zwischen Theorie und Praxis und tragen somit zur Lernortkooperation bei (Mamerow, 2008, S. 6).

Die praktische Ausbildung ist aber keine Einzelleistung der Praxisanleiter, sondern geschieht immer unter Mitwirkung des gesamten Teams (Bohrer, 2014, S. 19; Schulze-

Kruschke & Paschko, 2011, S. 54). Die einzelnen Mitarbeiter des Teams können als Ressource dienen, indem bei Bedarf die Anleitung von bestimmten Aufgaben, mit denen andere Pflegekräfte besser vertraut sind, von ihnen übernommen werden (Bohrer, 2014, S. 20; Mensdorf, 2013, S. 89-90). Neben den direkten Anleitungen durch Praxisanleiter oder auch andere Teammitglieder sind aber auch implizite Lernformen von großer Relevanz. Unter anderem weil wechselnde Anforderungen dazu führen, dass Anleitungssituationen aufgrund aktueller Erfordernisse in den Hintergrund rücken (Bohrer, 2014, S. 24; Mensdorf, 2013, S. 53, 85). Gekennzeichnet ist diese Art zu Lernen dadurch, dass es nicht so zielgerichtet erfolgt wie bei geplanten Anleitungen, sondern in Arbeitszusammenhänge integriert ist und meist unbewusst nebenbei erfolgt (Bohrer, 2014, S. 50-54; Schulze-Kruschke & Paschko, 2011, S. 36). Die Schwierigkeit besteht darin, Situationen aus dem komplexen Arbeitsalltag als spontane Lernmöglichkeiten wahrzunehmen und zu nutzen. Hierbei sind wiederum alle Teammitglieder gefordert diese kleinen Anleitungssituationen aufzudecken und umzusetzen (Bohrer, 2014, S. 130) und die Lernumgebung möglichst lernförderlich zu gestalten (Overwien, 2008, S. 131). Die Lernumgebung beinhaltet dabei nicht nur die *Arbeitsumgebung*, sondern bezieht auch die *Kommunikation*, spezifische Eigenschaften der *Tätigkeit* und eine *Beteiligung* der Auszubildenden ein, die angepasst werden müssen (Nicklas, 2004, S. 60). Das Team bildet somit das pädagogische Umfeld in der Praxis und die Auszubildenden orientieren sich am Verhalten der Teammitglieder (Denzel, 2007, S. 15). Ein großer Anteil des Lernens geschieht über diese Identifizierung, d. h. Menschen - in diesem Fall Auszubildende - orientieren sich an den Denk- und Verhaltensweisen anderer Mitarbeiter (Quernheim, 2013, S. 2). Somit nimmt nicht nur der Praxisanleiter, sondern jedes einzelne Teammitglied eine Vorbildfunktion ein (WHO, 2011, S. 84). Dies bedeutet nicht perfekt zu sein, sondern „etwas vorzuleben, was schwer lehrbar ist, nämlich die Haltung zu den Menschen..." (Schulze-Kruschke & Paschko, 2011, S. 67). Dieses vorgelebte Verhalten kann dazu führen, dass der Schüler bewusst oder unbewusst den Wunsch hegt, sich in Zukunft ebenso wie der Praxisanleiter oder sonstige Mitarbeiter verhalten zu wollen (Denzel, 2007, S. 64). Diese implizite Lernform birgt aber neben einem großen Potenzial auch Risiken in sich, weil sie eine höhere Fehlerquote aufweist (Quernheim, 2013, S. 73) und Auszubildende meist für sich Handeln und Entscheiden, so dass eine Kontrolle und Nachbesprechung häufig ausbleibt (Bohrer, 2014, S. 54). Dementsprechend lernt der Auszubildende unbewusst auch falsche Routinen von anderen Mitarbeitern.

Diese Risiken gelten insbesondere für Auszubildende, weil sowohl ihr Wissen und ihre Fertigkeiten als auch ihre Wertvorstellungen und ihre Persönlichkeit noch nicht so gefestigt sind, wie die von Pflegenden mit langjähriger Erfahrung (Mensdorf, 2013, S. 19). Dies kann zu Unsicherheiten führen und generell dürfte es Auszubildenden schwer fallen ihre eigenen Vorstellungen zur Pflege aufrecht zu erhalten, wenn beispielsweise das Team der Station andere Werte vorlebt und diese implizit und ggf. explizit vermittelt (Schulze-Kruschke & Paschko, 2011, S. 38-39). Die Diskrepanz zwischen Theorie und Praxis kann dazu führen, dass Auszubildende theoretische Vorgaben für unrealistisch halten und eigene Routinen im Arbeitsalltag entwickeln die unangemessen sind (Quernheim, 2013, S. 178-179; Schulze-Kruschke & Paschko, 2011, S. 44). Konkret eignen sie sich möglicherweise Einstellungen an, dass für Gespräche grundsätzlich nicht genügend Zeit ist, Patienten nicht immer, wenn sie es wünschen zur Toilette gebracht werden können, oder dass es keinen Sinn macht auf dementiell erkrankte Patienten einzugehen, weil sie dies sowieso wieder vergessen. Daher gilt es dieses Dilemma der Pflege, sowohl in der Schule als auch in der Praxis zu thematisieren, damit die Auszubildenden in der Lage sind die widersprüchlichen Anforderungen zu bewältigen (Stöhr & Trumpetter, 2006, S. 47). Dies thematisiert auch die WHO und schreibt:

"For example, students may see health-care professionals in the workplace asking patients their name in a hurried and disrespectful manner, taking shortcuts that may compromise patient safety, or displaying a ‚blame and shame′ attitude when things go wrong. Tutors will need to reflect on their own practice if they are to be effective patient safety teachers and role models" (2011, S. 49).

Die Auszubildenden brauchen hier klare Hilfestellungen und Gesprächsmöglichkeiten, um bestimmte Verhaltensweisen und Einstellungen besser einordnen zu können (siehe Kap. 3.3.2). Es wäre beispielsweise denkbar, dass mehrere Mitarbeiter erkrankt sind und dadurch einige Tage die Station deutlich unterbesetzt ist und einige bedeutende Aufgaben nicht adäquat durchgeführt werden konnten. Hier hat der Praxisanleiter die schwierige Aufgabe, trotz des Zeitmangels, dem Auszubildenden die Möglichkeit zu bieten, über die Situation zu reden. Darüber hinaus sollte er auch Möglichkeiten aufzeigen, wie in dieser Situation gehandelt werden kann z. B. durch das Ausfüllen einer Überlastungsanzeige oder auch das Melden bestimmter Fehler über das Meldesystem der Einrichtung. Dadurch wird dem Auszubildenden signalisiert, welche Handlungsmöglichkeiten unter diesen Umständen möglich und angebracht sind und dass dieses fehlerhafte Verhalten nicht unbeachtet bleibt.

Außerdem wird dem Praxisanleiter die Aufgabe zuteil das Handeln und Verhalten des Auszubildenden zu reflektieren, um die unbewussten Routinen und Einstellungen wieder ins Bewusstsein zu rufen und sie so für eine kritische Beurteilung zugänglich zu machen. Der Praxisleiter sollte nicht unmittelbar die Situation bewerten, sondern durch Fragen die Selbstreflexion anregen und je nach Bedarf die eigene Sichtweise darstellen (Schulze-Kruschke & Paschko, 2011, S. 126-129). Gemeinsam können dann Handlungsalternativen besprochen werden, die in ähnlichen Situationen besser geeignet/sicherer sind. Neben unmittelbaren Reflexionen im Rahmen der Anleitung bzw. grundsätzlichen Beobachtung von Handlungen sind auch regelmäßige Formen möglich beispielsweise als Lerntagebuch oder auch wöchentliche Lernübergabe (Bohrer, 2014, S. 46-48). Über die Vermittlung der Reflexionsfähigkeit trägt der Praxisanleiter außerdem dazu bei, lebenslanges Lernen zu ermöglichen (Schulze-Kruschke & Paschko, 2011, S. 49). Damit stellt die Reflexion ein zentrales Element der Praxisanleitertätigkeit dar, das die selbstkritische Haltung fördert und somit in Besonderer Weise zur Patientensicherheit beiträgt. Die Reflexion bezieht sich dabei sowohl auf die Handlung an sich, aber auch auf dahinter liegende Wertvorstellungen, die beispielsweise durch die in Kapitel 3.3.2 vorgestellten ethischen Prinzipien von Beauchamp und Childress (2013), überprüft werden können.

Des Weiteren fungieren Praxisanleiter als Mittler zwischen dem Team und den Auszubildenden. Dadurch, dass er sowohl mit dem Schüler als auch dem Team in engem Kontakt steht, ist es ihm möglich unterschiedliche Ansichten und Positionen zu klären (Denzel, 2007, S. 53). In Bezug auf den Auszubildenden übernimmt er dabei – analog zur Beziehung zwischen Pflegekräften und Patienten – eine Art Advokaten-Funktion. Das heißt als Vertrauensperson und Ansprechpartner soll er die schwächere Position des Auszubildenden unterstützen und sowohl bei Fragen und Unklarheiten als auch bei Schwierigkeiten, aufgrund von Diskrepanzen zwischen dem Gelernten und tatsächlich beobachteten Verhalten, beratend zur Seite stehen. Die Hilfestellung kann beispielsweise darin bestehen, dass der Praxisanleiter den Auszubildenden einige Tipps vermittelt, die es ihm ermöglichen, konstruktive Kritik an Mitarbeitern zu üben. Zusätzlich zur theoretischen Unterstützung wäre auch ein Rollenspiel möglich, um eine solche Situation nachzustellen und einzuüben. Insbesondere beim sensiblen und emotionsbesetzten Thema Pflegefehler ist dabei grundsätzlich eine vertrauensvolle Beziehung eine unentbehrliche Voraussetzung, damit der Auszubildende offen eigene oder ggf. auch fremde Fehler anspricht (WHO S. 52, Bohrer 28-32).

Gelingt es dem Praxisanleiter diese vielfältigen Anforderungen zu erfüllen, leistet er in mehrfacher Hinsicht einen bedeutenden Beitrag zur Patientensicherheit. Unmittelbar wendet sich der Praxisanleiter dem Auszubildenden in verantwortungsvoller Weise zu, aber mittelbar handelt er in der Sache des Patienten (zum Schutz/für die Sicherheit des Patienten). Die Kontrolle der Durchführung von Handlungen des Auszubildenden gewährleistet unmittelbar eine sichere Patientenversorgung. Darüber hinaus fördert er zusammen mit den übrigen Mitarbeitern, außerdem durch gute Anleitungen und eine auf Patientensicherheit beruhende Pflegepraxis, indirekt die Entwicklung einer konstruktiven Fehlerkultur bei dem Auszubildenden.

Abschließend möchte ich zusätzlich zu den bereits angesprochen Reflexionsmethoden, die neben dem korrigierenden Element der Handlungsausführung vor allem die personale und soziale Kompetenz fördern, noch einige Methoden mit anderem Fokus ansprechen. Für die Vermittlung von bestimmten Fähigkeiten und Fertigkeiten nennen Lake und Hamdorf (2004, S. 327) vier Gestaltungsmöglichkeiten:

- *Demonstration*: Der Praxisanleiter demonstriert in normaler Geschwindigkeit ohne Kommentar
- *Deconstruction*: Der Praxisanleiter demonstriert und beschreibt parallel dazu
- *Comprehension*: Der Praxisanleiter demonstriert, während der Auszubildende die Schritte beschreibt
- *Performance*: Der Auszubildende demonstriert und beschreibt die einzelnen Schritte

Sie heben dabei hervor, dass die Vermittlung von Fähigkeiten mehr beinhaltet als die technische Komponente und Geschicklichkeit, sondern ebenso Hintergrundwissen zu Indikationen etc. sowie kommunikative Elemente umfasst (Lake & Hamdorf, 2004, S. 327). Je nach Komplexität der Aufgabe und abhängig vom Vorwissen des Auszubildenden können unterschiedliche Schwierigkeitsstufen ausgewählt werden um eine sichere Ausführung schrittweise zu erreichen. Die Inhalte aus dem Themenbereich Patientensicherheit, die mit Hilfe dieser Methoden vermittelt werden können, beziehen sich primär auf Maßnahmen, bei denen die Berücksichtigung von hygienischen Aspekten von besonderer Relevanz ist, oder auch Aufgaben, die durch zahlreiche Schritte und ggf. Beteiligte eine erhöhte Fehlerwahrscheinlichkeit aufweisen (siehe Kap. 3).

„Praxisaufträge verbinden schulisches Wissen mit Pflegesituationen am Praxisort" (Schulze-Kruschke & Paschko, 2011, S. 104) und sollen Auszubildende dazu anhalten bestimmte Aufgaben durchzuführen. Sie können als Beobachtungs-, Erkundungs- oder Gestaltungsauftrag unterschiedliche Schwerpunkte aufweisen und schließen sich üblicherweise an zuvor theoretisch vermittelte Inhalte der Schule an (Schulze-Kruschke & Paschko, 2011, S. 105). Mensdorf (2013, S. 90) spricht von Lernaufträgen, die eine Vertiefung von bereits vorhandenem Wissen ermöglichen. Bohrer (2014, S. 133) spricht von Lernaufgaben und hebt positiv hervor, dass sie zielgerichtet den Lernbedarf von Auszubildenden ansprechen und durch ihre dokumentierte und festgelegte Struktur eine Arbeitserleichterung für Praxisanleiter darstellen. Dies ist, insbesondere vor dem Hintergrund des häufig durch Zeitdruck geprägten Alltags, daher eine gute Ergänzung um gezieltes Lernen zu unterstützen. Die Inhalte können dann entweder Aspekte der Patientensicherheit unmittelbar fokussieren, oder aber im Rahmen von anderen Themenschwerpunkten als begleitendes Element enthalten sein. Eine Aufgabe könnte beispielsweise darin bestehen, die Abläufe bei einer Maßnahme wie etwa das Stellen von Infusionen oder auch von Medikamenten zu beobachten und fehleranfällige Schritte zu identifizieren. Aufgrund der hohen Anforderungen an den Auszubildenden wäre dies sicherlich eine Aufgabe, die in einem späteren Ausbildungsabschnitt zum Einsatz kommen würde. Außerdem müsste bei dieser speziellen Aufgabe im Voraus die Aufklärung der übrigen Mitarbeiter klar geregelt werden, so dass diese darauf vorbereitet sind ggf. beobachtet zu werden. Eine andere Aufgabenstellung könnte darauf ausgerichtet sein, einen eigenen Fehler schriftlich zu reflektieren. Dabei könnten sowohl die intrinsischen Faktoren, als auch die Kontextfaktoren genauer dargestellt werden. Anschließend erfolgt dann eine Analyse um festzustellen, warum es zu dem Fehler gekommen ist und welche Maßnahmen ggf. hilfreich wären um den Fehler in Zukunft zu verhindern.

Diese vorgestellten Methoden sind lediglich einige exemplarische Möglichkeiten, die zur Förderung einer konstruktiven Fehlerkultur bei den Auszubildenden beitragen können. Dabei sollte veranschaulicht werden, dass die Methoden jeweils unterschiedliche Ebenen ansprechen, die zusammengenommen die Patientensicherheit fördern. Entweder durch das Erlernen der richtigen Handlungsweise im Rahmen von gezielten und impliziten Lernformen, oder durch den Aufbau von *negativen* Wissen im Sinne von Oser et al. (1999) (siehe Kap. 4.1), vor allem durch unterschiedliche Reflexionsformen, die falsche Handlungen identifizieren und Korrekturen ermöglichen.

6 Schlussbetrachtung und Fazit

Auf die vorangegangenen Kapitel aufbauend möchte ich abschließend die zentralen Ergebnisse dieser Arbeit in einem Überblick zusammenfassen und die Eingangs vorgestellten Forschungsfragen der Arbeit unter Verweis auf die ausführlicheren Darstellungen in den betroffenen Kapiteln, beantworten.

> **Forschungsfrage 1:**
>
> Was ist unter Fehlern allgemein und speziell in der Pflege zu verstehen und welche Ursachen liegen menschlichen Fehlern zu Grunde?

Auch wenn Fehler als alltägliches Phänomen jedem Menschen bekannt sind, so haben die Ausführungen im zweiten Kapitel gezeigt, dass sich eine eindeutige Bestimmung und Eingrenzung, aufgrund divergierender Fehlerdefinitionen, schwierig gestaltet. Vorab ist festzuhalten, dass Fehler meist mit negativen Assoziationen verbunden sind und daher üblicherweise vermieden werden. Allerdings ist eine einseitige Verantwortungszuschreibung des Fehlers zum Verursacher in den meisten Fällen nicht angemessen, denn vielfach sind die Kontextfaktoren, im Sinne der systemischen Sichtweise der Fehlerentstehung, wesentlich am Fehler beteiligt. Das Fehlermodell von Reason (siehe Kap. 2.6) veranschaulicht dies eindrücklich. Darüber hinaus hat der Mensch einige evolutionsbiologische Veranlagungen, die verdeutlichen, dass jeder Mensch Fehler macht. Wie vielfältig dabei die Fehlerursachen sind, wird anhand der zahlreichen Disziplinen deutlich, auf die zurückgegriffen wurde (siehe Kap. 2.5). So beeinflussen neben den zahlreichen kognitiven Verarbeitungsmechanismen, überdies hinaus auch Emotionen, Rollenerwartungen, die Fehlerkultur der Organisation oder auch die komplexen Mechanismen im Rahmen der Kommunikation, die Fehlerwahrscheinlichkeit. Dementsprechend lang fällt die Auflistung der Fehlerursachen aus. Die Komplexität, die vielfach im Berufsalltag vorliegt, erschwert darüber hinaus die Beurteilung der zur Auswahl stehenden Möglichkeiten, zumal häufig unter Zeitdruck Entscheidungen getroffen werden müssen. Dies führt dazu, dass die vorhandenen Informationen nur oberflächlich und selektiv verarbeitet werden und der Entscheidungsträger auf bekannte Handlungsmuster gemäß dem RPD Modell (siehe Kap. 2.4) zurückgreift. Weitere Eigenschaften von Fehlern sind die Subjektivität bei der Einschätzung und häufigen Schwierigkeiten bei der Beurteilung, weil keine klaren Maßstäbe vorliegen. Eine eindeutige Abgrenzung, ob ein Fehler vorliegt, im Sinne eines Schwarz-Weiß Denkens, ist in vielen Situationen nicht gegeben, sondern häufig existieren dazwischen einige Grauzonen, die eine eindeutige Einschätzung erschweren. Als ein wesentliches Kriterium wurde herausgestellt, dass nur dann von einem Fehler gesprochen werden kann, wenn Alternativen in der jeweiligen Situation zur Wahl standen, die freiwillig ausgewählt werden können. Demzufolge liegt also kein Fehler vor, wenn eine Pflegekraft aufgrund der Rahmenbedingungen keine Möglichkeit hatte richtig zu handeln.

Forschungsfrage 2:

Wie häufig ist mit Fehlern in der professionellen Pflege zu rechnen und welche Auswirkungen haben sie?

Diverse Artikel und Studien haben sich mit den Fehlerhäufigkeiten im Gesundheitswesen allgemein und auch von Pflegekräften beschäftigt. Dennoch ist es nicht möglich eindeutige Zahlen zu nennen. Das größte Problem besteht darin, dass die Mehrheit der Fehler unentdeckt bleibt und demzufolge in einer Dunkelziffer verschwindet, die nur sehr grob geschätzt werden kann. Hinzu kommt, wie bei der Beantwortung der ersten Forschungsfrage bereits herausgestellt wurde, dass die Beurteilung von Fehlern aufgrund undeutlicher bzw. auch uneinheitlicher Kriterien nicht genau erfasst wird. Ein unmittelbarer Vergleich der Studienergebnissen ist somit nicht ohne weiteres möglich. Die Komplexität, die sich aus den vielen Beteiligten und technisch anspruchsvollen Aufgaben ergibt, erschwert außerdem den eindeutigen Nachweis von Kausalitäten zwischen Maßnahmen und Folgen beim Patienten. Zumal selbst in vergleichbaren Situationen unterschiedliche oder auch paradoxe Wirkungen auftreten können. Außerdem zeigt der Vergleich von unterschiedlichen Erhebungsmethoden, dass diese ebenfalls einen deutlichen Einfluss auf die Studienergebnisse ausüben. Aus Forschersicht sind Fehlerhäufigkeiten daher als Untersuchungsgegenstand nur unbefriedigend empirisch zu untersuchen, weil die Gütekriterien Validität, Reliabilität und Objektivität in Feldstudien kaum zu erfüllen sind.

Der zweite Teil der Frage wird ebenso wie die Fehlerhäufigkeiten im dritten Kapitel näher dargestellt. Die Auswirkungen von Fehlern betreffen ein sehr großes Spektrum, sowohl was die Stärke, Dauer sowie Art und Weise der Folgen betrifft, als auch die Frage, *wer* davon betroffen ist. Der Patient selbst als unmittelbar Betroffener kann sowohl physische als auch psychosoziale Auswirkungen erfahren, die entweder temporär oder auch lebenslang wirksam sind. Pflegefehler können somit alle wichtigen menschlichen Bereiche des Betroffenen einschränken, wie etwa das Berufsleben, die Partnerschaft und Familie oder auch das persönliche Wohlbefinden und auch körperliche Unversehrtheit. Die Angehörigen als auch der Verursacher als sog. second victim leiden darüber hinaus ebenfalls unter schwerwiegenden psychosozialen und speziell emotionalen Konsequenzen. Für den Verursacher ist dabei vor allem die Verantwortung für den verursachten Schaden von großer Bedeutung. Auch wenn natürlich rechtliche Aspekte ebenfalls in einigen Fällen schwerwiegende Effekte bewirken können, so ist die ethisch-moralische Komponente sicherlich ebenso bedeutend. In der Regel wiegt der verursachte Schaden besonders schwer, da dieser entgegengesetzt zur üblichen Motivation „Gutes zu tun" erfolgt. Abhängig von der Unterstützung durch den Arbeitgeber sowie die übrigen Mitarbeiter können die Folgen entweder gemildert oder verstärkt werden. Das gleiche gilt im Übrigen auch für den Patienten und seine Angehörigen. Findet eine ehrliche und offene Aufklärung im Anschluss an einen Fehler statt, ist es für den bzw. die Betroffenen leichter die Folgen zu bewältigen.

Für die Organisation haben Fehler zunächst primär wirtschaftliche Folgen, sowohl durch unmittelbare Behandlungskosten etc. als auch mittelbar durch eventuelle Imageschäden. Darüber hinaus bestehen außerdem aber auch rechtliche Rahmenbedingungen, die eine Organisation erfüllen muss. Außerdem ist auch die Organisation nicht unbetroffen von ethisch-moralischen Grundprinzipien und Anforderungen. Durch den starken Einfluss auf viele Kontextfaktoren der Arbeit gestalten sie den Spielraum der Mitarbeiter, die je nachdem wie gut die Rahmenbedingungen sind, mehr oder auch weniger Fehler begehen. Die Organisation steht daher ebenso in der Verantwortung wie die Pflegenden selbst.

Forschungsfrage 3:

Welche Fehlerkultur ist bei professionellen Pflegekräften verbreitet und welcher Handlungsbedarf lässt sich daraus ableiten?

Eine pauschale Antwort auf diese Frage ist nicht möglich, weil die Fehlerkultur länder-/organisationsspezifisch und auch auf individueller Ebene unterschiedlich ausgeprägt ist. Am theoretischen Modell der Fehlerkultur von Löber (siehe Kap. 4.1) wird deutlich, dass viele Faktoren die Fehlerkultur beeinflussen, so dass eine dichotome Unterteilung in konstruktiv und destruktiv lediglich als Tendenz möglich ist. Einige Studienergebnisse weisen darauf hin, dass bei professionell Pflegenden ein mangelndes Bewusstsein für Fehler und Human Factors besteht, die Teamarbeit noch einige Schwächen aufweist und dass über Fehler nicht offen gesprochen wird. Da die zentrale Studie von Sexton et al. (2000) bereits länger zurückliegt, besteht ein berechtigter Zweifel, ob die Ergebnisse auch heute noch zutreffend sind. Fakt ist, dass innerhalb der letzten knapp 15 Jahre das Thema Patientensicherheit mehr und mehr in den Fokus der (Fach)Medien und Gesellschaft gerückt ist und in diversen Einrichtungen bspw. Meldesysteme für Fehler oder auch Beinahefehler eingerichtet wurden. Dass dem Thema mehr Beachtung geschenkt wird, zeigt sich darüber hinaus auch an der Gründung des APS und an den jüngsten Gesetzesänderungen (siehe Kap. 3.3.1). Allerdings hat ein Vergleich mit der Luftfahrt, als ein Bereich der bereits ein gut ausgebildetes Risikomanagement etabliert hat, gezeigt, dass dem Thema Patientensicherheit immer noch keine Priorität eingeräumt wird und die Gesetzeslage keine verpflichtenden Fort- und Weiterbildungen eingeführt hat. Darüber hinaus wird das Thema in der Ausbildung bislang immer noch nicht aufgegriffen, so dass die Fehlerkultur sich m. M. n. nicht ausreichend entwickelt haben kann. Dies deckt sich auch mit meinen eigenen Berufserfahrungen.

Unter dieser Prämisse sehe ich einen großen Handlungsbedarf für Veränderungen. Diese beziehen sich einerseits auf diverse erforderliche Gesetzesänderungen, die bessere Rahmenbedingungen für Pflegende schaffen, etwa durch einen vorgeschriebenen Pflege-Patientenquotienten, eine deutliche Berücksichtigung des Themas Patientensicherheit in der Ausbildung sowie verpflichtenden Fortbildungen nach der Ausbildung und bevorzugt auch regelmäßiges Simulationstraining. Außerdem halte ich Praxisanleiter für ein zentrales Element der Ausbildungsqualität. Die Anforderungen sind, nicht nur bezogen auf das Thema Patientensicherheit, sondern generell so vielfältig, dass die gesetzlichen Vorgaben von 200 Stunden Weiterbildung kaum angemessen erscheinen. Daher halte ich einen Ausbau der Praxisanleiterweiterbildung für einen notwendigen Schritt um die Patientensicherheit und eine hohe Ausbildungsqualität zu gewährleisten.

Forschungsfrage 4:

Welche Aspekte gilt es in der Ausbildung von Gesundheits- und Krankenpflegern/Gesundheits- und Kinderkrankenpflegern zu beachten, um eine konstruktive Fehlerkultur zu fördern und die Patientensicherheit zu erhöhen?

Auf die Bedeutung der Praxisanleiter wurde bereits in der vorangegangenen Forschungsfrage eingegangen. Zusätzlich zu den dort geforderten Gesetzesänderungen sind auch die Organisationen, Führungskräfte sowie Teammitglieder gefordert, die Praxisanleiter bei der Ausübung ihrer Rolle zu unterstützen. Die Ausbildung und somit das Tätigkeitsfeld des Praxisanleiters muss daher für alle deutlich abgesteckt und von allen mitgetragen werden. Ein weiteres Element wäre die Einführung eines Praxis-Curriculums, das den Nachweis von vermittelten Inhalten verbessert und gezieltere Anleitungen ermöglicht. Ein besonderes Augenmerk sollte auf die regelmäßige Durchführung von Reflexionen gelegt werden. Zum einen ermöglicht die Reflexion unbewusste Routinen und Fehler ins Bewusstsein zu rufen und zu korrigieren, zum anderen wird eine kritische Beurteilung von beobachteten Fehlern und Missständen in der Praxis – die einen Theorie-Praxis Konflikt auslösen können – bewerkstelligt. Somit werden nicht nur die richtigen Handlungsweisen erlernt sowie negatives Wissen aufgebaut, sondern auch eine offene Haltung gegenüber Fehlern entwickelt. Hinzu kommt außerdem, dass mit Hilfe der Methodenkenntnisse, die Auszubildenden die Fähigkeit zur kritischen Selbstreflexion erwerben und dadurch lebenslang Lernen können. Was den Lernort Schule angeht, so bieten die vorgestellten Empfehlungen der Arbeitsgruppe Bildung und Training (siehe Kap. 5.1) eine gute Orientierung, welche inhaltlichen Themengebiete für das Thema Patientensicherheit in der Ausbildung relevant sind. Auch wenn für die Einbindung in Curricula keine Vorgaben bestehen, halte ich eine Kombination eines integrativen Vorgehens und einer zusätzlichen Blockveranstaltung für geeignet. Beginnend mit einer Einführung, die das Thema Patientensicherheit vorstellt, sollten Erkenntnisse der Human Factors und zur Fehlerkultur im Block vermittelt werden. Themen mit unmittelbaren Bezügen zu bestehen Lerneinheiten könnten hingegen jeweils in diese integriert werden. Bei der Wahl der Unterrichtsmethoden haben die Schulen und Lehrkräfte freie Hand. Hier möchte ich lediglich noch einmal darauf hinweisen, dass der Einsatz von Methoden, die unterschiedliche Ebenen ansprechen unerlässlich ist, weil nicht nur reine Wissensvermittlung, sondern auch eine Veränderung der Haltung erzielt werden soll. Besonders hervorheben möchte ich abschließend noch die Methode des Simulationstrainings. Wie in Kapitel 4.2 und 5.1 näher dargelegt wurde bietet sie, insbesondere beim Thema Patientensicherheit, ein großes Potenzial, weil sie Aufbau von erfahrungsbasierten Skripts fördert, die vor allem für ein schnelles Handeln im Berufsalltag benötigt werden. Mit Hilfe des Simulationstrainings können diese Fähigkeiten und Fertigkeiten verinnerlicht werden ohne Patienten zu gefährden.

6.1 Fazit

Der Blick auf die Fehlerhäufigkeiten verdeutlicht, auch wenn diese mit Vorsicht zu genießen sind, dass Fehler ein gravierendes Problem im Gesundheitswesen darstellen. Das Ausmaß der Folgen, vor allem bei den Betroffenen, wozu auch die Verursacher selbst gehören, zeigt, dass Pflegefehler nicht länger ignoriert werden dürfen. Neben der Verantwortung der Pflegekräfte, die gefordert sind sicher und nach aktuellem wissenschaftlichen Stand die Aufgaben in ihrem Verantwortungsbereich zu erfüllen, sind darüber hinaus auch die Organisationen, die Politik und letztlich die Gesellschaft gefragt ihre Verantwortung für die Patientensicherheit wahrzunehmen. Aus ethischer sowie rechtlicher Sicht können vermeidbare Verletzungen der Grundrechte nicht hingenommen werden. Es gilt daher, die bei der Beantwortung der dritten Forschungsfrage geforderten Maßnahmen umzusetzen. Die eigenen Vorschläge zur Gestaltung der Ausbildung können nämlich nur vor dem Hintergrund von verbesserten Rahmenbedingungen für Pflegende eine zufriedenstellende Verbesserung der Patientensicherheit gewährleisten. Ich hoffe diese Arbeit kann einen kleinen Beitrag zur Förderung der Patientensicherheit über die Fokussierung von Veränderungen in der Ausbildung leisten und das bisher ungenutzte Potenzial der Pflegekräfte für die Patientensicherheit freisetzen, indem die zukünftigen Generationen von Pflegenden sich des Stellenwertes der Patientensicherheit bewusst werden.

Diese theoretische Auseinandersetzung kann natürlich ein Forschungsprojekt im Feld nicht ersetzen, daher wäre eine Umsetzung zur Überprüfung der Praxistauglichkeit zu empfehlen. Darüber hinaus sind weitere Forschungen zur Fehlerkultur in den Organisationen des Gesundheitswesens bzw. bei professionell Pflegenden notwendig, um spezifische Handlungsbedarfe daraus ableiten zu können. Dies gilt in besonderer Weise für Institutionen außerhalb des Krankenhaussektors, damit eventuell vorhandene Unterschiede, vor allem beim Umgang mit Fehlern, berücksichtigt werden können. Außerdem ist festzuhalten, dass bisher fast ausschließlich Fehler mit physischen Auswirkungen näher erforscht wurden (Medikationsfehler, Fehler im OP etc.). Zentrale Aufgaben der Pflege beruhen auf einer ausgeprägten professionellen Beziehungsgestaltung, die über Kommunikation und Vertrauensaufbau, vor allem die emotionale und psychosoziale Ebene anspricht (siehe Kap. 3.1). Wie einige Studien belegen, werden aber gerade diese Aufgaben bei Zeitmangel vernachlässigt und deutlich seltener durchgeführt. Neue Studien sollten daher auch diese Ebenen untersuchen, um Pflegefehler in diesem Bereich zu analysieren und die Relevanz dieser pflegerischen Kerntätigkeit zu belegen, auch wenn die Operationalisierung aufgrund des Untersuchungsgegenstandes schwieriger umzusetzen ist.

Literatur

Aiken, L. H., Clarke, S. P., Sloane, D. M., Sochalski, J., & Silber, J. H. (2002). Hospital nurse staffing and patient mortality, nurse burnout, and job dissatisfaction. *JAMA, 288*(16), 1987-1993. doi: 10.1001/jama.288.16.1987

Aiken, L. H., Sloane, D. M., Bruyneel, L., Van den Heede, K., Sermeus, W., & Consortium, R. C. (2013). Nurses' reports of working conditions and hospital quality of care in 12 countries in Europe. *Int J Nurs Stud, 50*(2), 143-153. doi: 10.1016/j.ijnurstu.2012.11.009

Althof, W. (1999). Vorwort. In W. Althof (Hrsg.), *Fehlerwelten. Vom Fehler machen und Lernen aus Fehlern* (S. 7-10). Opladen: Leske + Budrich.

AOK schlägt AlarmJährlich 18.800 Tote durch Behandlungsfehler. (2014). http://www.focus.de/gesundheit/news/aerztepfusch-krankenhaus-studie-behandlungsfehler-krankenhaus-chirurgen-lieben-risiko-2_id_3556871.html

Arbeitsgruppe, B. u. T. (2014). Wege zur Patientensicherheit. Lernzielkatalog für Kompetenzen in der Patientensicherheit. http://www.aps-ev.de/fileadmin/fuerRedakteur/PDFs/AGs/EmpfehlungAGBuT_Lernzielkatalog_Wege_2014_05_14_neu.pdf

ÄZQ, Ä. Z. f. Q. i. d. M. (2013, 25.01.2013). Definitionen und Klassifikationen zur Patientensicherheit. Aufgerufen 20.06.2014, Verfügbar unter http://patientensicherheit-online.de/definition-ps

Badke-Schaub, P., Hofinger, G., & Lauche, K. (2008). *Human Factors: Psychologie sicheren Handelns in Risikobranchen ; mit 17 Tabellen*. Heidelberg: Springer.

Badke-Schaub, P., Hofinger, G., & Lauche, K. (2012a). Human Factors. In P. Badke-Schaub, G. Hofinger & K. Lauche (Hrsg.), *Human Factors: Psychologie Sicheren Handelns In Risikobranchen* (S. 3-20). Berlin: Springer.

Badke-Schaub, P., Hofinger, G., & Lauche, K. (2012b). *Human Factors: Psychologie Sicheren Handelns In Risikobranchen*. Berlin: Springer.

Ball, J. E., Murrells, T., Rafferty, A. M., Morrow, E., & Griffiths, P. (2014). 'Care left undone' during nursing shifts: associations with workload and perceived quality of care. *BMJ Qual Saf, 23*(2), 116-125. doi: 10.1136/bmjqs-2012-001767

Balog, A. (2012). Soziologie und die "Theorie des Handelns". In J. A. Schülein & G. Mozetič (Hrsg.), *Handlung: Neue Versuche Zu Einem Klassischen Thema* (S. 11-38). Wiesbaden: VS Verlag für Sozialwissenschaften.

Barth, S., Frank, O., Hart, D., Hoffmann, B., Lauterberg, J., Petry, F. M., . . . Thomeczek, C. (2012). Reden ist Gold. Kommunikation nach einem Zwischenfall. 2. http://www.aps-ev.de/fileadmin/fuerRedakteur/PDFs/Broschueren/APS_Reden_ist_Gold_2012-1.pdf

Bäumlisberger, B. (2012). Pflegeexperte Claus Fussek: Ein Plädoyer gegen die Verdrängung. *merkur-online.de*.

Bayer, H. (2005). Aus Fehlern lernen Praxis-Erfahrungen eines Coaches mit Problemsituationen und Lösungen. *Organisationsberatung Supervision Coaching, 1*.

Beauchamp, T. L., & Childress, J. F. (2013). *Principles of Biomedical Ethics* (Aufl. 7). New York: OUP USA.

Behrens, J., & Langer, G. (2010). *Evidence-based nursing and caring. Methoden und Ethik der Pflegepraxis und Versorgungsforschung* (Aufl. 3). Bern: Huber.

Benner, P. E., Tanner, C. A., & Chesla, C. A. (2000). *Pflegeexperten: Pflegekompetenz, klinisches Wissen und alltägliche Ethik.* Bern: H. Huber.

Bergemann, L. (2013). Stiftung für Patientensicherheit (2006/2009): Wenn etwas schief geht. Kommunizieren und handlen nach einem Zwischenfall. Ein Konsens-Dokument der Harvard Spitäler [Ausgabe Österreich/Schweiz] und Aktionsbündnis Patientensicherheit Bonn (2012): Reden ist Gold. Kommunikation anch einem Zwischenfall [Deutschland]. In A. Frewer, K. W. Schmidt & L. Bergemann (Hrsg.), *Fehler und Ethik in der Medizin neue Wege für Patientenrechte* (S. 399-404). Würzburg: Königshausen & Neumann.

Bergemann, L., Schmidt, K. W., & Frewer, A. (2013). Errors and Ethics. Synopsis of the Case Studies with Comparative Perspectives. In A. Frewer, K. W. Schmidt & L. Bergemann (Hrsg.), *Fehler und Ethik in der Medizin neue Wege für Patientenrechte* (S. 373-380). Würzburg: Königshausen & Neumann.

Bergmann, K. O. (2007). Grundlagen der zivilrechtlichen Haftung des Arztes und des Krankenhausträgers. In W. v. Eiff (Hrsg.), *Risikomanagement: Kosten-Nutzen-basierte Entscheidungen im Krankenhaus* (Aufl. 2, S. 84-105). Wegscheid: WIKOM-Verl.

Bermes, C. (2006). Anschluss verpasst? Husserls Phänomenologie und die Systemtheorie Luhmanns. In D. Lohmar, D. Fonfara & U. z. K. Husserl-Archiv (Hrsg.), *Interdisziplinäre Perspektiven der Phänomenologie: Neue Felder der Kooperation: Cognitive Science, Neurowissenschaften, Psychologie, Soziologie, Politikwissenschaft und Religionswissenschaft* (S. 18-37). Dordrecht: Springer.

Bernsmann, K., Neumann, M., Schleberger, R., & Sedlaczek, A. (2002). *Riskmanagement in der Krankenhauspraxis: eine Einführung mit Anwendungsbeispielen aus orthopädischen Kliniken.* Stuttgart: Kohlhammer.

Bienenstein, S., & Rother, M. (2009). *Fehler in der Psychotherapie. Theorie, Beispiele und Lösungsansätze für die Praxis.* Wien: Springer Verlag.

Bloch, A. (2003). *Murphy's Law.* New York: Perigee.

BMG. (2014, 22.04.2014). Patientenrechte. Aufgerufen 22.07.2014, Verfügbar unter http://www.bmg.bund.de/praevention/patientenrechte/patientenrechte.html

Bobbert, M. (2012). Entscheidungen Pflegender zwischen Expertise, Patientenselbstbestimmung und Fürsorge. In S. Monteverde (Hrsg.), *Handbuch Pflegeethik: Ethisch Denken Und Handeln in Den Praxisfeldern Der Pflege* (S. 58-73). Stuttgart: Kohlhammer.

Bohrer, A. (2014). *Lernort Praxis. Kompetent begleiten und anleiten* (Aufl. 3). Brake: Prodos-Verlag.

Braun, B., Buhr, P., Klinke, S., Müller, R., & Rosenbrock, R. (2010). *Pauschalpatienten, Kurzlieger und Draufzahler: Auswirkungen der DRGs auf Versorgungsqualität und Arbeitsbedingungen im Krankenhaus.* Bern: Huber Hans.

Brügge, M. (2007). Fehlerkultur im Krankenhaus - Ein Status quo des Umgangs mit Fehlern und mögliche Einflussfaktoren auf die Fehlerkultur am Beispiel einer Klinikabteilung. In W. v. Eiff (Hrsg.), *Risikomanagement: Kosten-Nutzen-basierte Entscheidungen im Krankenhaus* (Aufl. 2, S. 258-270). Wegscheid: WIKOM-Verl.

Buerschaper, C. (2012). Organisationen - Kommunikationssystem und Sicherheit. In P. Badke-Schaub, G. Hofinger & K. Lauche (Hrsg.), *Human Factors: Psychologie Sicheren Handelns In Risikobranchen* (S. 165-187). Berlin: Springer.

Bühmann, W. (2012). Fehlermanagement: Kulturwandel für mehr Patientensicherheit. *Urologe A, 51*(8), 1092-1094. doi: 10.1007/s00120-012-2941-3

Bundesärztekammer. (2014). Statistische Erhebung der Gutachterkommissionen und Schlichtungsstellen für das Statistikjahr 2013. http://www.bundesaerztekammer.de/downloads/Erhebung_StaeKo_mit_Zahlen _2013_komplett.pdf

Cash, K. (1997). Pflegemodelle und die Idee von der Pflege. In R. Schröck & E. Drerup (Hrsg.), *Pflegetheorien in Praxis, Forschung und Lehre* (S. 37-49). Freiburg: Lambertus.

Conway, J. (1982). Murphy´s law and the value of work. *The journal of Value Inquiry, 16*(4), 327-332.

de Vries, B. (2005). Handlungstheoretische Grundlagen. In M. Poser & K. Schneider (Hrsg.), *Leiten, Lehren und Beraten. Fallorientiertes Lehr- und Arbeitsbuch für PflegemangerInnen und PflegepädagogInnen* (S. 121-155). Bern: Huber.

Denzel, S. (2007). *Praxisanleitung für Pflegeberufe: beim Lernen begleiten* (Aufl. 3). Stuttgart: Thieme.

Dieckmann, P., & Rall, M. (2012). Patientensicherheit und Human Factors - Vom Heute in die Zukunft gesehen. In P. Badke-Schaub, G. Hofinger & K. Lauche (Hrsg.), *Human Factors: Psychologie Sicheren Handelns In Risikobranchen* (S. 235-246). Berlin: Springer.

Dörner, D. (2007). *Die Logik des Misslingens: strategisches Denken in komplexen Situationen* (Aufl. 6). Reinbek bei Hamburg: Rowohlt Taschenbuch Verlag.

Dörner, D. (2012). Emotion und Handeln. In P. Badke-Schaub, G. Hofinger & K. Lauche (Hrsg.), *Human Factors: Psychologie Sicheren Handelns In Risikobranchen* (S. 101-119). Berlin: Springer.

Dornheim, J. (2007). Kultur als Begriff und als Ideologie - historisch und aktuell. In D. Deomenig (Hrsg.), *Transkulturelle Kompetenz* (Aufl. 2, S. 29-48). Bern: Huber.

Dreyfus, H. L., & Dreyfus, S. E. (2000). Kompetenzerwerb im Wechselspiel von Theorie und Praxis. In P. E. Benner, C. A. Tanner & C. A. Chesla (Hrsg.), *Pflegeexperten: Pflegekompetenz, klinisches Wissen und alltägliche Ethik* (S. 45-67). Bern: H. Huber.

Duttge, G. (2013). Fehler im Patientenrechtegesetz. Juristische und ethische Probleme der Neuregelung. In A. Frewer, K. W. Schmidt & L. Bergemann (Hrsg.), *Fehler und Ethik in der Medizin neue Wege für Patientenrechte* (S. 135-151). Würzburg: Königshausen & Neumann.

Eberhardt, D. (2013). Culture matters - aber wie? Impulse zum Phänomen Organisationskultur. In D. Eberhardt (Hrsg.), *Unternehmenskultur aktiv gestalten: Praxisfälle aus Wirtschaft, öffentlichem Dienst, Kultur & Sport*. Berlin: Springer

Eckardt, G. (2010). *Kernprobleme in der Geschichte der Psychologie*. Wiesbaden: VS Verlag für Sozialwissenschaften.

Eiff, W. v. (2007). Kein Vorwort des Herausgebers, das Problem spricht für sich: 99% Sicherheit reichen nicht aus. In W. v. Eiff (Hrsg.), *Risikomanagement: Kosten-Nutzen-basierte Entscheidungen im Krankenhaus* (Aufl. 2, S. 18-44). Wegscheid: WIKOM-Verl.

Ertl-Schmuck, R. (2013). Lernwerkstatt. In R. Ertl-Schmuck & U. Greb (Hrsg.), *Pflegedidaktische Handlungsfelder* (S. 315-335). Weinheim: Beltz Juventa.

Fahlbruch, B., Schöbel, M., & Marold, J. (2012). Sicherheit. In P. Badke-Schaub, G. Hofinger & K. Lauche (Hrsg.), *Human Factors: Psychologie Sicheren Handelns In Risikobranchen* (S. 21-38). Berlin: Springer.

Fölsch, D. (2012). *Ethik in der Pflegepraxis: Anwendung moralischer Prinzipien auf den Pflegealltag* (2., überarb. Aufl ed. Aufl. 2). Wien: Facultas WUV Univ.-Verl.

Francois-Kettner, H., & Jonitz, G. (2014). Vorwort. In A. B. u. Training (Hrsg.), Wege zur Patientensicherheit. Lernzielkatalog für Kompetenzen in der Patientensicherheit (S. 3): Aktionsbündnis Patientensicherheit e. V. Verfügbar unter http://www.aps-ev.de/fileadmin/fuerRedakteur/PDFs/AGs/EmpfehlungAGBuT_Lernzielkatalog_Wege_2014_05_14_neu.pdf.

Frey, U. (2007) Der blinde Fleck: Kognitive Fehler in der Wissenschaft und ihre evolutionsbiologischen Grundlagen. *Epistemische Studien*. Frankfurt: Ontos Verlag.

Gausmann, P. (2007). Risikomanagement und geplante Behandlungspfade. In W. v. Eiff (Hrsg.), *Risikomanagement: Kosten-Nutzen-basierte Entscheidungen im Krankenhaus* (Aufl. 2, S. 200-213). Wegscheid: WIKOM-Verl.

Geraedts, M. (2014a). Krankenhausreport 2014 Die digitale Pressemappe [Press release]. Verfügbar unter http://www.aok-bv.de/imperia/md/aokbv/presse/pressemitteilungen/archiv/2014/krankenhaus_report_2014_pressemappe_210114.pdf

Geraedts, M. (2014b). Krankenhausreport 2014 Schwerpunkt: Patientensicherheit 1. http://www.wido.de/fileadmin/wido/downloads/pdf_krankenhaus/wido_kra_khr2014_abstract_0114.pdf

Gesundheitswesen, S. f. d. K. A. i. (2003). *Gutachten 2003 Kurzfassung*

Finanzierung, Nutzerorientierung und Qualität Retrieved from http://www.svr-gesundheit.de/fileadmin/user_upload/Gutachten/2003/kurzf-de03.pdf.

Gesundheitswesen, S. z. B. d. E. i. (2007). Gutachten 2007: Kooperation und Verantwortung - Voraussetzungen einer zielorientierten Gesundheitsversorgung.

Gieseke, S. (2014). 19.000 tödliche Behandlungsfehler. *Ärzte Zeitung online*.

Glück, G. (1999). Zeitgeist und Fehlertheorie (1921-1939). Meister Weimer und sein Schüler Kießling. In W. Althof (Hrsg.), *Fehlerwelten. Vom Fehler machen und Lernen aus Fehlern* (S. 169-188). Opladen: Leske + Budrich.

Großklaus-Seidel, M. (2012). Pflegeethik als kritische Institutionsethik. In S. Monteverde (Hrsg.), *Handbuch Pflegeethik: Ethisch Denken Und Handeln in Den Praxisfeldern Der Pflege* (S. 85-97). Stuttgart: Kohlhammer.

Großkopf, V., & Klein, H. (2012). *Recht in Medizin und Pflege* (Aufl. 4). Balingen: Spitta Verlag GmbH & Company.

Güldner, S., Mang, H., Popp, S., Heuser, D., Krause, M., & Christ, M. (2011). Gedanken zur Fehler- und Sicherheitskultur in deutschen Notaufnahmen. *Notfall + Rettungsmedizin, 14*(5), 351-360. doi: 10.1007/s10049-011-1439-7

Habermann, M., Cramer, H., & Foraita, R. (2012). Pflegefehler und die Folgen. Ergebnisse einer Befragung von Pflegenden in stationären Versorgungseinrichtungen. *Pflege, 25*(4), 245-259. doi: 10.1024/1012-5302/a000213

Hagen, J. U. (2013). *Fatale Fehler: Oder Warum Organisationen Ein Fehlermanagement Brauchen.* Heidelberg: Springer-Verlag GmbH.

Hallinan, J. T. (2009). *Lechts oder rinks: warum wir Fehler machen.* München: Ariston.

Hart, D. (2012). Einbeziehung des Patienten in das Gesundheitssystem: Patientenrechte und Bürgerbeteiligung - Bestand und Perspektiven. In Schwartz F. W, W. U., S. J., K. P., L. R., D. M. L., B. R. & S. N. (Hrsg.), *Public Health* (Aufl. 3, S. 373–379). München: Urban & Fischer.

Hecht, H., & Desnizza, W. (2012). *Psychologie Als Empirische Wissenschaft: Essentielle Wissenschaftstheoretische und Historische Grundlagen.* Berlin: Spektrum Akademischer Verlag.

Helmreich, R. L., & Davies, J. M. (2004). Culture, threat, and error: lessons from aviation. *Canadian Journal of Anesthesia, 51*(1), R1-R4. doi: 10.1007/BF03018331

Herrgesell, S. (2007). Einsatz der Fallbeispiele im Pflegeunterricht. In S. Herrgesell, M. Lüke, B. Duwendag & K. Haehner (Hrsg.), *50 (+9) Fallbeispiele für den Pflegeunterricht* (S. 1-21). München: Elsevier, Urban und Fischer.

Herzog, W. (2012). *Wissenschaftstheoretische Grundlagen der Psychologie.* Wiesbaden: Springer.

Heusinger, M. v., & Schenkel-Häger, C. (2007a). Risk Management als ein Teil der Krankenhausorganisation. In W. v. Eiff (Hrsg.), *Risikomanagement: Kosten-Nutzen-basierte Entscheidungen im Krankenhaus* (Aufl. 2, S. 106-128). Wegscheid: WIKOM-Verl.

Heusinger, M. v., & Schenkel-Häger, C. (2007b). Umsetzung des Risk Management im klinischen Alltag. In W. v. Eiff (Hrsg.), *Risikomanagement: Kosten-Nutzen-basierte Entscheidungen im Krankenhaus* (2., erw. Aufl ed., S. 316-343). Wegscheid: WIKOM-Verl.

Hiemetzberger, M. (2013). *Ethik in der Pflege.* Wien: facultas.wuv Universitätsverlag.

Hochreutener, M.-A., & Conen, D. (2005). Was bedeuten Risiken im Gesundheitswesen. In E. Holzer, C. Thomeczek, E. Hauke, D. Conen & M.-A. Hochreutener (Hrsg.), *Patientensicherheit Leitfaden für den Umgang mit Risiken im Gesundheitswesen* (S. 19-25). Wien: Facultas.

Hofer, H.-G. (2013). Medizin. Macht. Fehler. In A. Frewer, K. Schmidt & L. Bergemann (Hrsg.), *Fehler und Ethik in der Medizin Neue Wege für Patientenrechte* (S. 21-44). Würzburg: Königshausen & Neumann.

Hofinger, G. (2009). Lernen aus Fehlern im Krankenhaus. Systemische Fehlersicht und Zwischenfall-Berichtssysteme. *Unfallchirurg, 112*(6), 604-609. doi: 10.1007/s00113-009-1609-y

Hofinger, G. (2012). Fehler und Unfälle. In P. Badke-Schaub, G. Hofinger & K. Lauche (Hrsg.), *Human Factors: Psychologie Sicheren Handelns In Risikobranchen* (S. 40-60). Berlin: Springer.

Homma, N., & Bauschke, R. (2010). *Unternehmenskultur und Führung: Den Wandel Gestalten - Methoden, Prozesse, Tools.* Wiesbaden: Gabler.

Hommel, B., & Nattkemper, D. (2011). *Handlungspsychologie. Planung und Kontrolle intentionalen Handelns.* Berlin: Springer.

Hubler, M., Mollemann, A., Metzler, H., & Koch, T. (2007). [Adverse events and adverse event reporting systems]. *Anaesthesist, 56*(10), 1067-1068, 1070-1062. doi: 10.1007/s00101-007-1239-0

Hurrelmann, K. (2010). *Gesundheitssoziologie Eine Einführung in sozialwissenschaftliche Theorien von Krankheitsprävention und Gesundheitsförderung* (M. Diewald & K. Hurrelmann Hrsg.). Weinheim: Juventa.

ICN. (2005). ICN-Ethikkodex für Pflegende. http://www.icn.ch/images/stories/documents/about/icncode_german.pdf

ICN. (2014, 23.06.2014). Definition of Nursing. Aufgerufen 18.07.2014, Verfügbar unter http://www.icn.ch/about-icn/icn-definition-of-nursing/

Imhof, M. (2010). *Behandlungsfehler in der Medizin - Was nun?* Idstein: Schulz-Kirchner Verlag GmbH.

Ingenhoff, D., & Bachmann, P. (2014). Organisationskommunikation und Public Relations in der Kommunikationswissenschaft: Forschungsstand und Perspektiven zur paradigmatischen Integration. In M. Karmasin, M. Rath & B. Thomaß (Hrsg.), *Kommunikationswissenschaft als Integrationsdisziplin* (S. 245-269). Wiesbaden: Springer Fachmedien.

Isfort, M., Weidner, F., Neuhaus, A., Kraus, S., Köster, V. H., & Gehlen, D. (2010). Pflege-Thermometer 2009. Eine Bundesweite Befragung von Pflegekräften zur Situation der Pflege und Patientenversorgung im Krankenhaus. http://www.dip.de/fileadmin/data/pdf/material/dip_Pflege-Thermometer_2009.pdf.

Jäckel, M. (2010). *Soziologie: Eine Orientierung.* Wiesbaden: VS Verlag fur Sozialwissenschaften GmbH.

Jürgensen, J.-S., Schmidt, K., Jedlischka, M., & Semmler, S. (2013). Proaktive Fehlerkultur als Eckpfeiler des klinischen Risikomanagements. Instrumentarium am Beispiel der Charité - Universitätsmedizin Berlin. In A. Frewer, K. W. Schmidt & L. Bergemann (Hrsg.), *Fehler und Ethik in der Medizin neue Wege für Patientenrechte* (S. 175-198). Würzburg: Königshausen & Neumann.

Kabalak, A. (2007). Emotionen und Entscheidungen. Wozu Neuroökonomik? In A. Kabalak & B. P. Priddat (Hrsg.), *Wieviel Subjekt Braucht Die Theorie?: Ökonomie / Soziologie / Philosophie* (S. 97-110): VS Verlag fur Sozialwissenschaften GmbH.

Kaiser, R. (2014). Ärztliche >>Behandlungsfehler<<. In W. Merkle (Hrsg.), *Risikomanagement und Fehlervermeidung im Krankenhaus* (S. 21-26). Berlin: Springer

Kersting, K. (2011). *"Coolout" in der Pflege: eine Studie zur moralischen Desensibilisierung* (Aufl. 2). Frankfurt, M.: Mabuse-Verlag.

Kiel, V., & Ewald, P. (2013). Systemische Impulse als Beitrag für die Kulturentwicklung im Rahmen eines Führungsprogramms bei der Swisscom AG. In D. Eberhardt (Hrsg.), *Unternehmenskultur aktiv gestalten: Praxisfälle aus Wirtschaft, öffentlichem Dienst, Kultur & Sport* (S. 117-129). Berlin: Springer

Kiesewetter, J., Kiessling, C., & Fischer, M. R. (2013). Simulationsbasierte Lehre in der Medizin. Beitrag zur Patientensicherheit und ethischer Imperativ? In A. Frewer, K. W. Schmidt & L. Bergemann (Hrsg.), *Fehler und Ethik in der Medizin neue Wege für Patientenrechte* (S. 213-227). Würzburg: Königshausen & Neumann.

Klauber, J., Geraedts, M., Friedrich, J., & Wasem, J. (Hrsg.). (2014). *Krankenhaus-Report 2014: Schwerpunkt: Patientensicherheit.* Stuttgart: Schattauer GmbH.

Kleinman, A. (1980). *Patients and Healers in the Context of Culture. An Exloration of the Borderland between Anthropology, Medicine and Psychiatry.* Berkeley: University of California.

Kleinman, A. (1988). *The Illness Narratives: Suffering, Healing & the Human Condition.* New York: Basic Books.

Knoll, N., Scholz, U., & Rieckmann, N. (2011). *Einführung Gesundheitspsychologie.* München: Reinhardt.

Kohn, L. T., Corrigan, J. M., & Donaldson, M. S. (2000). *To err is human: Building a safer health system.* Washington, DC: National Academies Press.

Koppenberg, J., & Moecke, H.-P. (2012). Strukturiertes klinisches Risikomanagement in einer Akutklinik. *Notfall und Rettungsmedizin, 1,* 16-24. doi: 10.1007/s10049-011-1494-0

Koppenberg, J., & Moecke, H. P. (2011). Strukturiertes klinisches Risikomanagement in einer Akutklinik. *Notfall + Rettungsmedizin, 15*(1), 16-24. doi: 10.1007/s10049-011-1494-0

Kornadt, H. J. (2010). Zur Bedeutung der Sozialwissenschaften für die Psychologie. In B. Mayer & H. J. Kornadt (Hrsg.), *Psychologie - Kultur - Gesellschaft* (S. 17-45). Wiesbaden: VS Verlag fur Sozialwissenschaften GmbH.

Körtner, U. H. J. (2012). *Grundkurs Pflegeethik* (Aufl. 2). Wien: Facultas.

Kostorz, P. (2009). *Haftung für Behandlungs- und Pflegefehler.* Gesundheitsrecht. Seminarskript. FH Münster. Münster.

Krempel, S. (2014). Rechtliche Aspekte von Kunstfehlern. In W. Merkle (Hrsg.), *Risikomanagement und Fehlervermeidung im Krankenhaus* (S. 141-157). Berlin: Springer

Kriegesmann, B., Kley, T., & Schwering, M. G. „Mutige Nachahmer gesucht!" – Mit dem Wettbewerb zum „Kreativen Fehler des Monats" zu einer neuen Fehlerkultur. In B. Kriegesmann & F. Kerka (Hrsg.), *Innovationskulturen für den Aufbruch zum Neuem* (S. 249-271).

Krohwinkel, M. (2007). *Rehabilitierende Prozesspflege am Beispiel von Apoplexiekranken: fördernde Prozesspflege als System* (Aufl. 2). Bern: Huber.

Kronawitter, E. (2013). *Führen ohne Druck: Erfolgreiches Bankgeschäft ohne Zielvorgaben und vertriebsabhängige Vergütungen.* Wiesbaden: Gabler, Betriebswirt.-Vlg.

Lake, F. R., & Hamdorf, J. M. (2004). Teaching on the run tips 5: teaching a skill. *Teaching on the run, 181,* 327-328. http://www.meddent.uwa.edu.au/teaching/on-the-run/tips/?a=99348

Landrigan, C. P., Parry, G. J., Bones, C. B., Hackbarth, A. D., Goldmann, D. A., & Sharek, P. J. (2010). Temporal trends in rates of patient harm resulting from medical care. *N Engl J Med, 363*(22), 2124-2134. doi: 10.1056/NEJMsa1004404

Landrigan, C. P., Rothschild, J. M., Cronin, J. W., Kaushal, R., Burdick, E., Katz, J. T., . . . Czeisler, C. A. (2004). Effect of Reducing Interns' Work Hours on Serious Medical Errors in Intensive Care Units. *New England Journal of Medicine, 351*(18), 1838-1848. doi: 10.1056/NEJMoa041406

Langes, S. (2009). Gesundheitsökonomie Magisches Viereck. http://de.wikipedia.org/wiki/Datei:Gesundheitsoekonomie_Magisches_Viereck.jpg#filelinks

Laux, H., Gillenkirch, R. M., & Schenk-Mathes, H. Y. (2012). *Entscheidungstheorie* (Aufl. 8). Berlin: Springer

Lay, R. (2012). *Ethik in der Pflege: Ein Lehrbuch für die Aus-, Fort- und Weiterbildung* (Aufl. 2). Hannover: Schlütersche Verlagsgesellschaft.

Le Ker, H. (2014). AOK-Krankenhausreport: Mehr Tote durch Behandlungsfehler als im Straßenverkehr. http://www.spiegel.de/gesundheit/diagnose/aok-krankenhaus-report-2014-19-000-tote-durch-behandlungsfehler-a-944615.html

Lichtmannegger, R. (2003). Praktische Umsetzung eines Risk Managements - die Sicht der MediRisk Bayern Risk Management GmbH bzw. der Versicherungskammer Bayern. In V. P. Graf, A. Felber & R. Lichtmannegger (Hrsg.), *Risk Management im Krankenhaus: Risiken begrenzen und Kosten steuern* (S. 188-214). Neuwied: Luchterhand Verlag GmbH.

Lippke, S., & Renneberg, B. (2006). Theorien und Modelle des Gesundheitsverhaltens. In B. Renneberg & P. Hammelstein (Hrsg.), *Gesundheitspsychologie* (S. 35-60). Heidelberg: Springer.

Löber, N. (2011). Fehler und Fehlerkultur im Krankenhaus – eine theoretischkonzeptionelle Betrachtung. In S. Fließ (Hrsg.), *Beiträge zur Dienstleistungsmarketing-Forschung* (S. 221-251). Wiesbaden: Gabler.

Löber, N. (2012). Fehler und Fehlerkultur im Krankenhaus: Eine theoretisch-konzeptionelle Betrachtung. *Fehler und Fehlerkultur im Krankenhaus*.

Mamerow, R. (2008). *Praxisanleitung in Der Pflege* (Aufl. 2). Heidelberg: Springer.

Manuele, F. A. (2003). *On the Practice of Safety*. Hoboken: Wiley.

Manzey, D. (2012). Systemgestaltung und Automatisierung. In P. Badke-Schaub, G. Hofinger & K. Lauche (Hrsg.), *Human Factors: Psychologie Sicheren Handelns In Risikobranchen* (S. 333-352). Berlin: Springer.

Meißner, T. (2012). Berufsbild Pflege ambulant - Schilderung aus Sicht des Managements ambulanter Pflegedienste. In P. Bechtel & I. Smerdka-Arhelger (Hrsg.), *Pflege Im Wandel Gestalten - Eine Führungsaufgabe: Lösungsansätze, Strategien, Chancen* (S. 51-60). Berlin: Springer

Mensdorf, B. (2013). *Schüleranleitung in der Pflegepraxis: Hintergründe, Konzepte, Probleme, Lösungen* (Aufl. 5). Stuttgart: Kohlhammer W.

Merkens, H. (2010). *Unterricht: Eine Einführung*. Wiesbaden: VS Verlag für Sozialwissenschaften.

Middendorf, C. (2007). Risikoidentifikation und Risikobewertung im Rahmen des klinischen Risikomangements. In W. v. Eiff (Hrsg.), *Risikomanagement: Kosten-Nutzen-basierte Entscheidungen im Krankenhaus* (Aufl. 2, S. 214-257). Wegscheid: WIKOM-Verl.

Mistele, P. (2007). *Faktoren Des Verlässlichen Handelns: Leistungspotenziale Von Organisationen in Hochrisikoumwelten*. Wiesbaden: Westdeutscher Verlag GmbH.

Mitarbeitermotivation - treffend verpackt. (2013). Wiesbaden: Springer Gabler.

Monteverde, S. (2012). Das Umfeld pflegeethischer Reflexion. In S. Monteverde (Hrsg.), *Handbuch Pflegeethik: Ethisch Denken Und Handeln in Den Praxisfeldern Der Pflege* (S. 19-41). Stuttgart: Kohlhammer.

Morey, J. C., Simon, R., Jay, G. D., Wears, R. L., Salisbury, M., Dukes, K. A., & Berns, S. D. (2002). Error reduction and performance improvement in the emergency department through formal teamwork training: evaluation results of the MedTeams project. *Health Serv Res, 37*(6), 1553-1581.

Moser, H. (2010). Kultursensible Pflege: Ein reflexiver Umgang mit der eigenen Vorstellung vom "Fremden". *Österreichische Pflegezeitschrift, 12*, 28.

Moser, P. D. (2007). Wie (viel) Falsch darf Recht sein? Anmerkungen zum Fehler-Begriff aus rechtstheoretischer Sicht. In O. Neumaier (Hrsg.), *Fehler und Irrtümer in den Wissenschaften* (S. 97-125). Berlin: Lit Verlag.

Müller, J. (2003). Entwicklung des Risk Management im Krankenhaus. In V. P. Graf, A. Felber & R. Lichtmannegger (Hrsg.), *Risk Management im Krankenhaus: Risiken begrenzen und Kosten steuern* (S. 39-51). Neuwied: Luchterhand Verlag GmbH.

Muster-Wäbs, H., Ruppel, A., & Schneider, K. (2005). *Lernfeldkonzept*. Brake: Prodos.

Naidoo, J., & Willis, J. (2010). *Lehrbuch der Gesundheitsförderung* (B. f. g. Aufklärung Hrsg.). Gamburg: Verlag für Gesundheitsförderung.

Naidoo, J., & Wills, J. (2010). *Lehrbuch der Gesundheitsförderung* (G. Conrad, Trans. Aufl. 2). Gamburg: Verlag für Gesundheitsförderung

Needleman, J., Buerhaus, P., Pankratz, V. S., Leibson, C. L., Stevens, S. R., & Harris, M. (2011). Nurse staffing and inpatient hospital mortality. *N Engl J Med, 364*(11), 1037-1045. doi: 10.1056/NEJMsa1001025

Nicklas, F. (2004). Lernen im Prozess der Arbeit - Unterstützung der Übergänge von formellen und informellen Lernen. Zur Konzeption eines Forschungsprojektes. In P. Dehnbostel & P. Gonon (Hrsg.), *Informell erworbene Kompetenzen in der Arbeit: Grundlegungen und Forschungsansätze* (S. 51-64). Bielefeld: Bertelsmann.

Oelke, U. (2003). Richtlinie für die Ausbildung in der Gesundheits- und Krankenpflege sowie in der Gesundheits- und Kinderkrankenpflege.

Oelke, U., & Meyer, H. (2013). *Teach the teacher/Didaktik und Methodik für Lehrende in Pflege und Gesundheitsberufen*. Berlin: Cornelsen.

Oser, F., Hascher, T., & Spychiger, M. (1999). Lernen aus Fehlern. Zur Psychologie des "negativen" Wissens. In W. Althof (Hrsg.), *Fehlerwelten. Vom Fehler machen und Lernen aus Fehlern* (S. 11-41). Opladen: Leske + Budrich.

Overwien, B. (2008). Informelles Lernen. In T. Coelen & H. U. Otto (Hrsg.), *Grundbegriffe Ganztagsbildung: Das Handbuch* (S. 123-136). Wiesbaden: VS Verlag für Sozialwissenschaften.

Palm, S., Cardeneo, M., Halber, M., & Schrappe, M. (2002). Risk Management: Konzepte und Chancen für das Gesundheitswesen. *Med Klin (Munich), 97*(1), 46-51. doi: 10.1007/s00063-002-1125-0

Panknin, H.-T. (2010). Medizinische Fehler auf der Intensivstation. *Pro Care*(10), 34-35.

Pateisky, N. (2004). Fehlerkultur und Teamtraining. *Der Gynäkologe, 37*(1), 73-77. doi: 10.1007/s00129-003-1466-7

Patientensicherheit, P. (2009). Wenn etwas schief geht. Kommunizieren und Handeln nach einem Zwischenfall. Ein Konsens-Dokument der Harvard Spitäler. 6-58. http://plattform-patientensicherheit.at/download/themen/Wenn-etwas-schief-geht.pdf

Pauli, A. (2013) Risikomanagement und CIRS als Gegenstand der Krankenhaushaftung. *Gesundheitsrecht und Gesundheitswissenschaften* Baden-Baden: Nomos Verlag.

Pfau, J. M., & Seele, P. (2007). Formalismus vs. Subjekt. Der anthropogene Operator in der formalen Entscheidungstheorie. In A. Kabalak & B. P. Priddat (Hrsg.), *Wieviel Subjekt Braucht Die Theorie?: Ökonomie / Soziologie / Philosophie* (S. 147-155): VS Verlag fur Sozialwissenschaften GmbH.

Pfistermeister, B., & Maas, R. (2013). Erkennung und Vermeidung von Medikationsfehlern und unerwünschten Arzneimittelereignissen. In A. Frewer, K. W. Schmidt & L. Bergemann (Hrsg.), *Fehler und Ethik in der Medizin neue Wege für Patientenrechte* (S. 91-109). Würzburg: Königshausen & Neumann.

Pierre, M. S., Hofinger, G., & Buerschaper, C. (2005). *Notfallmanagement. Human Factors in der Akutmedizin*. Heidelberg: Springer.

Poser, M. (2005). Selbstreflexion und Selbstklärung. In M. Poser & K. Schneider (Hrsg.), *Leiten, Lehren und Beraten. Fallorientiertes Lehr- und Arbeitsbuch für PflegemangerInnen und PflegepädagogInnen* (S. 207-243). Bern: Huber.

Protschka, J. (2012). Behandlungsfehler: Die Angst vor der Schuld. *Deutsches Ärzteblatt, 51-52*, C2064-2067.

Quernheim, G. (2013). *Spielend anleiten und beraten: Hilfen zur praktischen Pflegeausbildung* (Aufl. 4). München: Urban & Fischer in Elsevier.

Quiske, M., Mages, H., & Vohburger, D. (2014). Krankenhäuser erwarten Entschuldigung der AOK [Press release]. Verfügbar unter http://www.hkg-online.de/fileadmin/Pressearchiv/2014/PM_KK_AOKz.pdf

Rabe, M. (2012). Die Vermittlung von Ethik in der Pflege. In S. Monteverde (Hrsg.), *Handbuch Pflegeethik: Ethisch Denken Und Handeln in Den Praxisfeldern Der Pflege* (S. 109-123). Stuttgart: Kohlhammer.

Rall, M. (2009). Fehler in der Intensivmedizin. *Intensivmedizin und Notfallmedizin, 46*(5), 318-329. doi: 10.1007/s00390-009-0047-y

Rall, M. (2012). Patientensicherheit: Daten zum Thema und Wege aus der Krise. *Urologe A, 51*(11), 1523-1532. doi: 10.1007/s00120-012-2999-y

Rall, M., & Oberfrank, S. (2013a). „Critical incident reporting systems". *Zeitschrift für Herz-, Thorax- und Gefäßchirurgie, 27*(3), 206-212. doi: 10.1007/s00398-013-1003-5

Rall, M., & Oberfrank, S. (2013b). "Human factors" und "crisis resource management" Erhöhung der Patientensicherheit. *Unfallchirurg, 116*(10), 892-899. doi: 10.1007/s00113-013-2447-5

Reason, J. (1994). *Menschliches Versagen* (J. Grabowski, Trans.). Heidelberg: Spektrum Akademischer Verlag GmbH.

Riehle, M., & Hoffmann, R. (2005). Risikomanagement im Krankenhaus. *Unfallchirurg, 108*(8), 687-692. doi: 10.1007/s00113-005-0976-2

Rollett, B. (1999). Auf dem Weg zu einer Fehlerkultur. Anmerkungen zur Fehlertheorie von Fritz Oser. In W. Althof (Hrsg.), *Fehlerwelten. Vom Fehler machen und Lernen aus Fehlern* (S. 71-87). Opladen: Leske + Budrich.

Rose, D.-M. (2014). Menschliches Verhalten bei der Ausführung von Prozessen. In W. Merkle (Hrsg.), *Risikomanagement und Fehlervermeidung im Krankenhaus* (S. 27-39). Berlin: Springer

Rosenthal, T., & Wagner, E. (2004). *Organisationsentwicklung und Projektmanagement im Gesundheitswesen: Grundlagen - Methoden - Fallstudien*. Heidelberg: Economica-Verlag.

Rosentreter, M. (2013). Zugänge zu Patientensicherheit und Verantwortung bahnen Ansätze für die Lehre in Studium und Weiterbildung. In A. Frewer, K. W. Schmidt & L. Bergemann (Hrsg.), *Fehler und Ethik in der Medizin neue Wege für Patientenrechte* (S. 229-264). Würzburg: Königshausen & Neumann.

Safety, W. A. f. P. (2005). WHO Draft Guidelines for adverse event reporting and learning systems. 1-80.

Schäfer, S., & Fröhlich-Güzelsoy, L. (2013). "Der Wunsch verschont zu bleiben taugt nicht" Reflexion zum Umgang mit Fehlern, Schuld und Vergebung. In A. Frewer, K. W. Schmidt & L. Bergemann (Hrsg.), *Fehler und Ethik in der Medizin neue Wege für Patientenrechte* (S. 265-293). Würzburg: Königshausen & Neumann.

Schäfers, B. (2013). *Einführung in die Soziologie*. Wiesbaden: Springer

Scheller, I. (1987). *Erfahrungsbezogener Unterricht: Praxis, Planung, Theorie*. Frankfurt am Main: Scriptor.

Schmidt, K. W. (2013). Fehler, Schuld und Scham in der Medizin. Was wir von Filmbeispielen lernen können. In A. Frewer, K. W. Schmidt & L. Bergemann (Hrsg.), *Fehler und Ethik in der Medizin neue Wege für Patientenrechte* (S. 295-320). Würzburg: Königshausen & Neumann.

Schnack, D. (2010). Es gibt kein Handbuch für Krisen - doch Transparenz und Öffenheit sind hilfreich. *Ärztezeitung, 29*(205), 2.

Schneider, K. (2014). Aus dem Vorwort zur 1. Auflage. In A. Bohrer (Hrsg.), *Lernort Praxis. Kompetent begleiten und anleiten* (Aufl. 3, S. 5). Brake: Prodos-Verlag.

Schrappe, M. (2005). Patientensicherheit und Risikomanagement. *Med Klin (Munich)*(8), 478-485. doi: 10.1007/s00063-005-1061-x

Schreyögg, A. (2007). Fehlerkultur, Fehlermanagement und ihre Bedeutung für Maßnahmen der Personalentwicklung in Kliniken. *Organisation Supervision Coaching*(2), 213-222.

Schulze-Kruschke, C., & Paschko, F. (2011). *Praxisanleitung in der Pflegeausbildung für die Aus-, Fort- und Weiterbildung*. Berlin: Cornelsen.

Schwarz-Govaers, R. (2013). Problembasiertes Lernen. In R. Ertl-Schmuck & U. Greb (Hrsg.), *Pflegedidaktische Handlungsfelder* (S. 214-240). Weinheim: Beltz Juventa.

Seifart, C. (2013). Zur Notwendigkeit der Reflexion von Behandlungsfehlern als überindividuelles Verantwortungsproblem. In A. Frewer, K. W. Schmidt & L. Bergemann (Hrsg.), *Fehler und Ethik in der Medizin neue Wege für Patientenrechte* (S. 155-173). Würzburg: Königshausen & Neumann.

Sexton, J. B., Thomas, E. J., & Helmreich, R. L. (2000). Error, stress, and teamwork in medicine and aviation: cross sectional surveys. *BMJ, 320*(7237), 745-749. doi: 10.1136/bmj.320.7237.745

Simon, M. (2011). Gesundheitspolitische und ökonomische Rahmenbedingungen der Pflege. In D. Schaeffer & K. Wingenfeld (Hrsg.), *Handbuch Pflegewissenschaft* (S. 229-247). Weinheim: Juventa.

Singer, I., Grotz, M., Klotzbach, H., Kowalski, I., Lemke, R., Psathakis, D., & Skorning, M. (2014). Behandlungsfehler-Begutachtung der MDK-Gemeinschaft. http://www.mds-ev.de/media/pdf/MDK_Bericht_Behandlungsfehler_2013.pdf

Sirriyeh, R., Lawton, R., Gardner, P., & Armitage, G. (2010). Coping with medical error: a systematic review of papers to assess the effects of involvement in medical errors on healthcare professionals' psychological well-being. *Qual Saf Health Care, 19*(6), e43. doi: 10.1136/qshc.2009.035253

Sommer, K. J. (2012). Aus Fehlern lernen: Sicherheitskonzepte der Luftfahrt in der Medizin anwenden. *Urologe A, 51*(11), 1533-1540. doi: 10.1007/s00120-012-3000-9

St.Pierre, M. (2013). Gefahr erkannt, aber nicht gebannt. Wenn Hierarchien für zusätzliche Fehler sorgen. In A. Frewer, K. W. Schmidt & L. Bergemann (Hrsg.), *Fehler und Ethik in der Medizin neue Wege für Patientenrechte* (S. 199-211). Würzburg: Königshausen & Neumann.

St.Pierre, M., Scholler, A., Strembski, D., & Breuer, G. (2012). Äußern Assistenzärzte und Pflegekräfte sicherheitsrelevante Bedenken? *Anaesthesist, 61*(10), 857-866. doi: 10.1007/s00101-012-2086-1

Stöhr, M., & Trumpetter, N. (2006). *Berufliches Selbstverständnis entwickeln und lernen, berufliche Anforderungen zu bewältigen: Analyse und Vorschläge für den Unterricht.* München: Elsevier, Urban & Fischer.

Strohschneider, S. (2012). Human-Factors-Training. In P. Badke-Schaub, G. Hofinger & K. Lauche (Hrsg.), *Human Factors: Psychologie Sicheren Handelns In Risikobranchen* (S. 313-332). Berlin: Springer.

Subgroup, E. a. T. (2014). Key findings and recommendations on Education and training in patient safety across Europe Work of the Education and Training in Patient Safety Subgroup of the Patient Safety and Quality of Care Working Group of the European Commission. http://ec.europa.eu/health/patient_safety/docs/guidelines_psqcwg_education_tr aining_en.pdf

Thomeczek, C., & Ollenschläger, G. (2006). Fehlermeldesysteme – aus jedem Fehler auch ein Nutzen? *Rechtsmedizin, 16*(6), 355-360. doi: 10.1007/s00194-006-0413-z

Thomeczek, C., Rohe, J., & Sanguino Heinrich, A. (2012). Critical-Incident-Reporting-System (CIRS). *Notfall + Rettungsmedizin, 15*(1), 25-29. doi: 10.1007/s10049-011-1495-z

Thüß, J. (2012). *Rechtsfragen des Critical Incident Reportings in der Medizin: Unter besonderer Berücksichtigung krankenhausinterner Fehlermeldesysteme.* Heidelberg: Springer Verlag.

Trentzsch, H., Urban, B., Sandmeyer, B., Hammer, T., Strohm, P. C., & Lazarovici, M. (2013). Verbessern simulatorbasierte Teamtrainings die Patientensicherheit? *Unfallchirurg, 116*(10), 900-908. doi: 10.1007/s00113-013-2444-8

Trommsdorff, G. (2010). Gegenseitige Bereicherung psychologischer und sozial- und wirtschaftswissenschaftlicher Forschung. Eine kulturvergleichende Perspektive. In B. Mayer & H. J. Kornadt (Hrsg.), *Psychologie - Kultur - Gesellschaft* (S. 273-313). Wiesbaden: VS Verlag fur Sozialwissenschaften GmbH.

Valentin, A. (2011). Patientensicherheit in der Intensivmedizin. *Intensivmedizin und Notfallmedizin, 48*(3), 233-242. doi: 10.1007/s00390-011-0263-0

Valentin, A. (2013). Fehler nie ganz vermeidbar. *Wiener klinisches Magazin, 16*(2), 36-39. doi: 10.1007/s00740-012-0057-4

Vieth, A. (2010). Tom L. Beauchamp, James F. Childress (2009) Principles of Biomedical Ethics. 6. Auflage. *Ethik Med, 22*, 171-173. doi: DOI 10.1007/s00481-010-0069-9

Vincent, C., & Page, L. (2009). Aftermath of error for patients and health care staff. In B. Hurwitz & A. Sheikh (Hrsg.), *Health care errors and patient safety* (S. 179-192). Oxford: Wiley-Blackwell.

Vorndran, I. (2010). Unfallstatistik – Verkehrsmittel im Risikovergleich 1083-1088. https://www.destatis.de/DE/Publikationen/WirtschaftStatistik/Verkehr/Unfallstati stik122010.pdf?__blob=publicationFile

Wachter, R. M. (2010). *Fokus Patientensicherheit: Fehler vermeiden, Risiken managen* (T. Weitzel, Trans.). Berlin: ABW Wissenschaftsverlag McGraw-Hill.

Was ist die Registrierung beruflich Pflegender. (2014). Aufgerufen 06.08.2014, Verfügbar unter http://www.regbp.de/home.html

Weidinger, P. (2014). Versicherung gegen Fehlerfolgen. In W. Merkle (Hrsg.), *Risikomanagement und Fehlervermeidung im Krankenhaus* (S. 159-162). Berlin: Springer

Weingardt, M. (2004). *Fehler zeichnen uns aus: transdisziplinäre Grundlagen zur Theorie und Produktivität des Fehlers in Schule und Arbeitswelt.* Bad Heilbrunn: Klinkhardt.

WHO. (2009). Conceptual Framework for the International Classification for Patient Safety Version 1.1. *Technical Report.* http://www.who.int/patientsafety/implementation/taxonomy/publications/en/

WHO. (2011). Patient Safety Curriculum Guide. Multi-professional Edition. http://whqlibdoc.who.int/publications/2011/9789241501958_eng.pdf?ua=1

Wiedensohler, R. (2007). Risk Management, Fehlerkultur und Patientensicherheit. In W. v. Eiff (Hrsg.), *Risikomanagement: Kosten-Nutzen-basierte Entscheidungen im Krankenhaus* (Aufl. 2, S. 258-270). Wegscheid: WIKOM-Verl.

Yu, K. H., Nation, R. L., & Dooley, M. J. (2005). Multiplicity of medication safety terms, definitions and functional meanings: when is enough enough? *Qual Saf Health Care, 14*(5), 358-363. doi: 10.1136/qshc.2005.014159

Zegelin, A. (2013). Pflege ist Kommunikation! *Die Schwester der Pfleger, 7*, 636-639.

Zehnder, H. (2013). *Betriebliche Bildung: Zwischen Wahrnehmungsverzerrung und Lernresistenz - Was optische Täuschungen über das Lernen verraten.* Berlin: Springer

Zimbardo, P. G., & Petersen, K. (2008). *Der Luzifer-Effekt: Die Macht der Umstände und die Psychologie des Bösen.* Heidelberg: Spektrum Akademischer Verlag.

Zink, N. (2010) Medizinische Fehlermeldesysteme: Einführungspflicht, haftungsrechtliche Konsequenzen und Vorschläge zur gesetzlichen Regelung. *Düsseldorfer rechtswissenschaftliche Schriften.* Baden-Baden: Nomos.

Zipper, S. G. (2006). Medical-Risk-Management. *Med Klin (Munich), 101*(10), 796-803. doi: 10.1007/s00063-006-1107-8